CONSCIÊNCIA

Luiz Sérgio

Espírito

CONSCIÊNCIA

Psicografado por:

Irene Pacheco Machado

10ª edição

RECANTO

Brasília, 2009

Sérgio, Luiz (Espírito).

Consciência / Luiz Sérgio ; psicografado por Irene Pacheco Machado. — 10. ed. — Brasília: Recanto, 2009.

192 p. ; 21 cm.

ISBN 85-86475-19-X

1. Espiritismo. 2. Adolescência. 3. Drogas.

I. Machado, Irene Pacheco Machado. II. Título (série).

CDU 133.9

ISBN 85-86475-19-X

Capa: Mauricio Maia Soutinho

Este livro foi psicografado em 1984, em Brasília.
1ª edição — 1986 — 20.000 exemplares
Esta edição: do 56º ao 60º milheiro.

SUMÁRIO

PREFÁCIO

Quando acolhemos um livro espírita, sentimos imediatamente aquela afinidade com o autor. Passou-se comigo o mesmo. Conheço o trabalho do nosso Luiz Sérgio, quando de suas primeiras crônicas, publicadas no suplemento azul do Jornal dos Esportes, nas edições de domingo. Foi instantânea a afinidade naquele ano de 1974.

De lá para cá outras afinidades ocorreram, sobretudo quando tomei conhecimento do livro "O Mundo que eu encontrei", presenteado por querido irmão, na ocasião da passagem para o Oriente Eterno do nosso querido filho Bruno, em 1980.

Desde aquela época uma produção exuberante de livros do nosso amigo Luiz Sérgio, através dos médiuns Alayde, Lúcia e Irene, têm-nos mostrado a Espiritualidade Maior através de uma ótica corajosa e objetiva.

O presente livro é mais uma grande oportunidade concedida a todos nós de, conscientemente, enfrentarmos um problema de característica biopsicossocial de grande importância para o mundo atual, notadamente quando a imprensa mundial enfatiza com maiores números de artigos o aumento do consumo de variadas drogas e suas nefastas consequências.

O momento é mais que auspicioso, o despertar de consciências é uma das tarefas a que tem se dedicado a Espiritualidade e este livro de Luiz Sérgio apresenta esta primeira tomada de consciência num sentido bem amplo, desprovido de uma linguagem piegas, sem ferir ortodoxias.

O enfoque farmacológico dos capítulos iniciais é claro e atualizado, evidenciando, obviamente, a seriedade da obra proposta. O desenrolar dos capítulos que se seguem mostra de maneira lúcida o que se passa realmente em "nossa sociedade".

O objetivo colimado do livro é um só: despertar nossas consciências para enfrentar o problema das drogas, corajosamente. Alerta os leitores para a unidade da família e a importância da presença do Cristo no lar. Enfim, somente a leitura desprovida de argueiros nos conduzirá a entender a criteriosa abordagem do tema desenvolvido por Luiz Sérgio, sobre problema de tal magnitude.

Creio, será mais um caminho esclarecedor, na tentativa de se evitar que as drogas se tornem brevemente endêmicas em nossa sociedade.

Brasília, 30 de outubro de 1986.

Carlos Eduardo Benezath Couto

Capítulo 1

DRAMAS ATUAIS

Carta de Paulo aos Romanos, Capítulo 2, versículos 12 a 15:

Todos os que sem Lei pecaram, sem aplicação da Lei perecerão; e quantos pecaram sob o regime da Lei, pela Lei serão julgados. Porque diante de Deus não são justos os que ouvem a Lei, mas serão tidos por justos os que praticam a Lei. Os pagãos, que não têm Lei, fazendo naturalmente as coisas que são da Lei, embora não tenham Lei, a si mesmos servem de Lei. Eles mostram que o objeto da Lei está escrito nos seus corações, dando-lhes testemunho a sua consciência, bem como os seus pensamentos, com os quais eles se acusam.

Uma luz negra dava ao ambiente um certo ar de mistério. As fisionomias das pessoas que ali se encontravam denotavam cansaço, peles amareladas e sem viço, olhares parados, lábios secos, cabelos úmidos de suor, bocas semiabertas, mãos trêmulas. Os rapazes, já deitados, estavam sem suas camisas; as jovens, muitas bem crianças ainda, em peças sumárias. Luzes coloridas piscavam, aumentando o embalo da festa. Os desencarnados, dementados, aspiravam as emanações daqueles corpos doentes e intoxicados. O álcool, misturado à droga, tornava-os trapos humanos.

No plano espiritual iniciamos o nosso auxílio.

Espíritos desvairados disputavam, aos tapas, o contato com os dependentes. Em cada um deles, podíamos ver grudados cerca de seis espíritos desencarnados; muitos receberam os primeiros socorros, mesmo relutando, sendo isolados por uma proteção vibratória e, por mercê do Pai, foram adormecidos. Se a luz no plano físico era negra, no espiritual mesclava-se de vermelho. Estupefato, pareceu-me ver apenas formas ovóides retorcendo-se e, principalmente, procurando colar-se ao cérebro e ao baço dos dependentes.

Todos nós prestávamos auxílio, quando Enoque e Karina se retiraram. Desejei segui-los, mas, como não fora chamado, ali permaneci com os demais, porém por pouco tempo, pois o nosso amigo Enoque voltou à sala, convocando primeiro os médicos Carlos, Isaac, Benigno e depois todos nós. Seguimo-lo ao quarto do casal, onde fomos encontrar uma jovem que, aos gritos, tentava desvencilhar-se dos companheiros, que a continham a custo. Seus olhos estavam vidrados, punhos cerrados, fisionomia desvairada. Carlos, Benigno e Isaac aplicavam passes equilibrantes, procurando diminuir, através do magnetismo, a carga tóxica do seu organismo. Tentavam desintegrar o veneno que lhe corria por todo o sistema circulatório. Benigno socorria a parte ginecológica, Isaac a cardíaca, e Carlos, a neurológica. Benigno aplicou, no ventre da irmã, um aparelho minúsculo, que me pareceu uma bomba de oxigênio. Observando mais atentamente, constatei uma outra vida em perigo: a de um feto que se debatia naquele jovem ventre materno. Os três médicos trabalhavam com afinco mas, no plano físico, o desespero dos seus amigos em salvá-la estava dificultando todo o tratamento. Eles sacudiam a moça, puxavam-lhe a língua, aplicavam respiração boca a boca, davam-lhe pancadas com uma violência tamanha, que até fraturaram uma de suas costelas. Eu, Alice e Sara nos aproximamos dos três jovens, ministrando-lhes passes, intuindo-os a levarem-na a um hospital. Eles também precisavam de ajuda médica, pois tinham as veias necrosadas por muitas picadas. Quase entrei em parafuso . O quadro que presenciei era uma realidade amarga que muitos estão vivendo. Oramos com fervor; cheguei até a alisar o cabelo de um deles e foi justamente este quem propôs levarem a menina até um pronto-socorro. Os outros responderam:

— Você está louco? Seremos todos enquadrados.

O outro ponderou:

— Zeca, precisamos tirá-la daqui, não podemos marcar bobeira.

— Também, ela precisava alugar?[1]

Por fim, decidiram levá-la para a rua, mas no meio do caminho jogaram a moça na calçada, por estar incomodando, e voltaram para a festa. Sem aqueles três, tínhamos mais condição de prestar ajuda, porquanto o quadro clínico da jovem inspirava cuidados. Precisávamos urgentemente de auxílio. E fizemos parar um rapaz que logo a socorreu, levando-a para o hospital — era um estagiário de Medicina. Enoque, que lado a lado com os médicos ministrava passes magnéticos, lavagem perispiritual, renovação dos centos de força, agora me parecia preocupado.

— Camarada, o que o inquieta?

— Luiz, este jovem vai precisar de nós, e muito.

— Mas Enoque, ele prestou uma ajuda valiosa; se essa menina se salvar, ele terá todo o mérito!...

Estávamos nesse diálogo quando percebemos o interrogatório do segurança do hospital e por mais que o jovem falasse que voltava de um plantão, a coisa foi ficando preta...

---

1. Zombar de alguém.

— Mas Enoque, isso não é certo! Esse moço foi muito útil e agora querem acusá-lo.

— Luiz, a Justiça tem de investigar, o que hoje dificulta qualquer socorro. Se alguém recolhe um acidentado e este morre a caminho do hospital, o que prestou auxílio facilmente poderá se ver envolvido no inquérito.

Alice foi para o lado do estudante de Medicina, acalmando-o, pois ele já estava ficando nervoso. Nós outros nos dirigimos para junto da jovem, que estava recuperando-se do pré-coma. Benigno, que tratava do feto com enorme desvelo, sorriu e, junto ao seu sorriso, as lágrimas se misturaram. O médico do plano físico dialogava com outro e dizia:

— Existe milagre, o feto não foi atingido, veja só. Como pode? Só milagre mesmo. A jovem está intoxicada por excesso de drogas e a criança respira normalmente!

Pensei que, se em um deles surgisse a vidência, até que seria engraçado constatarem a presença dos modernos aparelhos que circundavam aquele corpo de mulher. Isaac, Benigno e Carlos ali ficariam até vê-la restabelecida e nós voltaríamos para a festa. Quando nos preparávamos, Enoque foi até Alice buscá-la, e ela, muito penalizada, perguntou:

— E o estagiário, será envolvido no processo?

— Não se preocupe, a jovem vai-se salvar e ela mesma o livrará de qualquer acusação.

— Enoque, e se a jovem morresse?

— Ele, que por bondade socorreu alguém, iria sofrer com isso. Irmã, infelizmente o homem teme o homem. No dia em que ele se libertar do medo e encontrar a fé, as injustiças serão eliminadas.

Enoque continuou:

— Não esqueça, Alice, que a justiça existe. Procure ler a passagem evangélica da *Carta dos Romanos*, Capítulos 2 a 12.

E, carinhosamente, abraçou-a, juntando-se a nós. Deixamos aquele grande hospital, retornando à festa. Do que assistimos, pouco podemos narrar. Ninguém, em sã consciência, pode imaginar o inferno da droga, tendo na mulher a sua maior vítima. Ali passamos o resto da noite, prestando ajuda àquela juventude enlouquecida. No final, eles me pareceram cansados, pois muitos dormiam. Foi quando percebi alguém dançando numa boa, sem dar sinal de que havia passado a noite naquele embalo louco. Pensei no Carlos ou no Benigno para me explicar cientificamente como pode alguém aguentar tanta droga, e outros bodear[2]. Enoque explicou-nos então a tolerância cruzada entre duas drogas:

— Embora a maconha provoque alucinações quando usada em doses elevadas, não tem tolerância cruzada com outros alucinógenos. Mas não devemos esquecer que a maconha aumenta a quantidade de THC[3] retida nos tecidos, provocando intensificação dos efeitos da droga.

Mal terminara de nos orientar, correu para junto de um menino que respirava com dificuldade. Afrouxou-lhe as roupas e me mandou colocar o dedo na nuca do irmão para fazê-lo vomitar. O jovem parecia bastante mal; estava em pânico. Dávamos passes, mas ele se retorcia. Enoque tudo fazia para ajudá-lo. Quanto aos encarnados, uns riam e outros se mostravam indiferentes. E assim ficamos auxiliando aquele irmão. Vomitou bastante e melhorou.

— Ele está bom, Enoque? perguntei.

— Por hoje, sim, mas até quando? Se a família não o levar a um tratamento, buscando soluções duradouras para o caso,

2. Ficar com sono quando usar grande quantidade de droga.
3. Tetraidrocanabinol, ingrediente ativo da maconha.

ele logo estará no Vale dos Suicidas. Geralmente o dependente não abusa só de uma droga, quer experimentar todas.

O dia amanhecia. Olhei para meus companheiros e me senti feliz: havíamos chegado à crosta da Terra levando um pouco da nossa ajuda, tentando despertar consciências para uma realidade amarga de crianças, jovens e velhos, escravos do vício.

Cerramos os olhos e surgiu em nossa mente um pântano limoso, onde mãos desesperadas pedem socorro e, à medida que tentam sair, são tragadas pelas forças do mal.

Pensei então nos jovens da festa, com olhos avermelhados, lábios secos — os viciados são os mortos, aqueles que dizem viver intensamente, mas que pouco a pouco estão adormecendo a consciência. Não sabem eles que cada corpo físico é moldado em uma forma chamada perispírito, que vai perdendo a sua forma à medida que a consciência vai ficando adormecida.

Ao abrir os olhos, uma chuva fina caía sobre a grande cidade que, indiferente ao drama atual, fingia dormir.

Capítulo 2

FUGA DA REALIDADE, MORTE DOS SONHOS

Enoque aproximou-se, olhando-me com carinho.

— Cresceste, amigo, sabias?

Apalpei-me, sorrindo.

— Claro que sei, são os célebres sete palmos.

Ele riu, indagando:

— Gostaste do trabalho com os suicidas?[4]

— Enoque, venho recebendo muito de Deus, principalmente grandes amigos; em todos os lugares onde fui chamado a colaborar, encontrei companheiros leais.

Karina, que também participava da conversa, falou-me:

— Enoque tem razão, você hoje se encontra mais maduro; nada como o sofrimento para conscientizar a luta em cada ser.

Permanecemos calados até chegarmos a uma Casa Espírita, onde nos reunimos no jardim todo florido. Sentamos e iniciamos um bate-papo amigo, que mais interessante se tornou com a chegada dos médicos da equipe. Enoque, muito bem informado, apresentava o número alarmante de desencarnes

4. Assunto tratado no livro "Mãos Estendidas", 9º volume da série de Luiz Sérgio.

ocorridos pelo uso de drogas. E assim fomos ficando a par de toda uma trama que hoje envolve o mundo. Foi projetado por Carlos o filme de uma festa de embalo, ou melhor, um festival. Se observássemos bem cada pessoa ali, veríamos que pouco a pouco estava perdendo a forma humana, tal a gravidade da dependência.

A sequência fixou um casal bem jovem: ele, bem experiente, esforçava-se para demonstrar amor àquela garota que em casa era considerada difícil, uma criança problema. Apesar de aparentarem a mesma idade, o rapaz era uns cinco anos mais velho. Ela já estava bem familiarizada com a maconha e alguns comprimidos, e ele, muito amigo das picadas. Naquele dia, a moça se encontrava desesperada porque os pais haviam descoberto que ela puxava fumo. Com a intenção de animá-la, ele a convidou a ir mais além e presenciamos, então, uma jovem de dezesseis anos recebendo do seu namorado a primeira picada. Antes, porém, a droga foi bem diluída por ser muito cara e considerada, por eles, de real valor. A veia da menina era muito difícil de ser encontrada e o jovem tentou quatro vezes, aplicando todo o conteúdo de uma seringa suja. Pensei: "é agora que a garota desencarna". Ia cerrar os olhos para não ver o desfecho, mas recordei-me de que víamos um filme, e aí iniciou-se, sob os nossos olhos, a reação da droga. A menina sentiu como se de repente tudo houvesse escurecido. Seu corpo entorpecera, algo diferente ocorria com ela; parecia que, de súbito, tudo desaparecera à sua volta, até o namorado. A heroína, naquele jovem corpo, transformou-se em sobrecarga aniquilante para todas as células nervosas. O baço cresceu de tal maneira que julgamos que iria sofrer uma rutura.

Os médicos, atentos a tudo, observavam. Confesso que dei graças a Deus ao terminar a projeção. Ninguém pode imaginar como é deprimente a cena de alguém se picando. Enoque levantou-se e nós o seguimos ao interior da Casa Espírita, onde receberíamos os fluidos revitalizantes para tão árdua caminhada.

— Benigno, pode dar-me uma explicação?

— Sim, Luiz Sérgio, no que me for possível.

— Aquela garota conseguirá livrar-se do vício?

— Dificilmente, só se assim o desejar. Muitos, ao aplicarem a primeira picada, não conseguem ir além, sentem-se tão mal que desistem; outros iniciam com uma por dia e vão aumentando, até a dose fatal.

— Penso eu que no Brasil a turma é mais da maconha.

— Foi-se o tempo, Luiz! Hoje a DP[5] está aumentando assustadoramente.

— Então, a continuar assim, poucos restarão.

— E por que estamos aqui? Para ajudá-los. Temos fé de que um dia encontrarão a porta estreita.

— Doidões como andam, eles vão dar é com a cara no cemitério.

Isaac, outro médico da equipe, conversando com Carlos, dizia:

— Percebeste o globo ocular da irmã na hora da viagem[6], o porquê do escurecimento da visão?

— Sim, um pequeno bloqueio cerebral.

— Assim eles vão até as *overdoses*. Vivem fugindo da realidade, quando já nem sonhar conseguem.

Calado, segui-os e me senti no céu, em uma das salas daquele aconchegante Centro, onde espíritos amigos ministravam aulas de amor. Karina, carinhosamente, tocou-me o braço.

---

5. Droga pesada.
6. Sensação psíquica que ocorre sob o efeito da droga.

— Querido, a juventude está morrendo e com ela os sonhos.

Acompanhado de Alice[7], Enoque apareceu. Ele estava sereno, mas nós, que tão bem o conhecíamos, sabíamos o quanto sofria com o desamor das criaturas, o tóxico e o ódio na sociedade.

Ali nos refugiamos, recebendo de Jesus a claridade do Seu amado Evangelho.

---

7. Encontramos Alice na obra "Mãos Estendidas", 9º volume da série Luiz Sérgio.

Capítulo 3

NÃO PREGAR O MEDO

Muito atento, Enoque ouvia a preleção do orador encarnado amendrontando o auditório. Percebemos que o nosso amigo tudo anotava. Confesso que a palestra nada de novo a mim acrescentava, tornando-se repetitiva também para os frequentadores. Ao sairmos, perguntei-lhe:

— Cara, você gostou do orador?

— Sim, muito bom, contudo está deixando passar grande oportunidade de transmitir amor ao próximo. As pessoas que procuram uma Casa Espírita, um templo religioso, muitas vezes estão à procura de esperança, não sendo certo amedrontá-las. Para muitos explanadores o sofrimento é palavra fácil, tanto que a usam sem medir as consequências. Esse nosso irmão, por exemplo, só amedrontou. Umbral e obsessão foram palavras que ele proferiu sem o mínimo critério.

— Mas, Enoque, o umbral é um fato e a obsessão nem se fala...

— Jesus expulsava os espíritos trevosos, mas procuremos no Evangelho as passagens em que Ele a isso se referiu. Ele não vivia amedrontando os homens, mandando-os para o inferno. Depois é que os ditos pregadores, não encontrando em si mesmos força interior, acharam mais fácil pregar o medo, procurando desse modo converter os pecadores. Jesus, em *João*, Capítulo 7, versículo 37, chamava: *Se alguém tiver sede, venha a mim e beba*, do interior do Cristo, que é a fonte da qual emanam os eflúvios do espírito. Portanto, quem deseja transmitir alguma coisa a alguém, deve estudar o Evangelho; os que acostumados estão a pregar o medo, devem recordar-se do Irmão Maior. Ele usou pouco as palavras, porque o Seu coração abrigou até os pecadores. Sabemos das nossas deficiências, mas também já tivemos oportunidade de ouvir alguém a nos amedrontar com o fogo do inferno, do purgatório. Então, por que teimamos em cair nos mesmos erros?

— Enoque, confesso que não estou entendendo. Você é contra falar-se em obsessão e umbral?

— Não, meu amigo, mas os pregadores das Casas Espíritas — friso bem: casas espíritas — devem tentar abrir o coração para aprenderem a usar as palavras, estendendo mais os braços, porque hoje em dia o homem está carente de amor. A própria sociedade anda amedrontada, uns isolando-se dos outros, muito temerosos de demonstrar amor ao próximo. Quando procuram uma casa espírita, esta deve abrigá-los, ofertando esperança e fé raciocinada, nada exigindo, deixando-os descobrir a verdade. E ela é cristalina quando a Casa é dirigida por Jesus.

Benigno, o nosso amigo, perguntou ao Enoque:

— O homem não se acomodaria só recebendo amor? Falo como médico, irmão. Se nós não alertamos o doente do seu real estado, ele continuará cometendo abusos.

— Benigno, as casas espíritas devem possuir orientadores. No momento, estamos tratando de pregadores. Ouvir um orador, fazendo parte de uma multidão, torna mais difícil a compreensão do assunto, principalmente se estamos alheio a ele, o que se dá muito em casas espíritas. Um diálogo amigo é uma claridade que nos penetra o espírito, principalmente se este se encontra na escuridão.

— Obrigado, Enoque, sempre achei que a Doutrina Espírita tem muito mais a oferecer, e hoje dou graças a Deus por ter um dia encontrado uma florzinha em meu caminho.

— E ela sempre nos diz: "Se posso me abrigar nos braços de Jesus, por que procurarei abrigo nos espíritos das trevas?" Para mim, o medo e a opressão significam o demônio.

— Você tem razão, Enoque, quem vai até um templo ou a um hospital está à procura de remédio, e existe remédio mais sublime do que o amor?

Enoque ainda nos falou desta passagem do *Evangelho de João*, Capítulo 8, versículos 48 a 50, quando Jesus foi acusado de estar obsediado: *Respondeu-lhes Jesus: Eu não estou possesso de um demônio, mas honro o meu Pai. Vós, porém, me ultrajais! Não busco a minha glória. Há quem a busque e Ele fará justiça.*

Contemplando o nosso amigo, o jovem Enoque, confesso que me senti feliz por estar aqui segurando sua mão amiga, trazendo para vocês, meus irmãos, um pouco do muito que venho recebendo.

Capítulo 4

A MACONHA NA ESCALA DOS VÍCIOS

Enoque e Karina ainda ficaram, enquanto eu e os outros nos retiramos. Notei que Isaac, o jovem médico que ora trabalha conosco, encontrava-se pensativo. Aproximei-me.

— Algo errado, camarada?

— Luiz, ao ouvir o Enoque, preocupei-me bastante com minha família; meu pai vive ministrando cursos religiosos e eu, quando ainda no corpo físico, já não os aprovava. Lá em casa tudo era considerado pecado, minhas irmãs não podiam se maquilar ou ter um pouco de vaidade que sofriam uma opressão violenta. Por ficar mais tempo na faculdade, de mim cobravam menos. Nem podes imaginar o que é uma família fanática!

— Imagino, irmão. Não deve ser fácil. E o pior é quando a gente descobre que quem deseja nossa pureza muito longe se encontra dela.

Isaac sorriu.

— Tens razão e é justamente essa a causa de muitos desajustes familiares: pais pregando uma moral que longe estão de possuir. Aí os filhos começam a mentir, ganhando a rua, porque em casa não podem ter a mesma liberdade dos pais. Então, começam os abusos.

— Isaac, criar um filho não deve ser fácil, não acha?

— Devemos recordar que todos os pais já foram filhos, pena é que muitos esqueceram isso ou não querem lembrar.

Carlos, agora participando da nossa conversa, disse:

— Lá em casa, o que levou Carla[8] a drogar-se foi o excesso de mimos. Meus pais a julgavam a mais bonita, a que melhor se vestia, a mais inteligente, e assim Carla foi desejando mais, muito mais. Quando a família percebeu, ela já era uma dependente. O mal de certos pais é julgarem que as pessoas de suas relações são inofensivas, principalmente se da mesma posição social.

— Como está ela, Carlos?

— Muito bem. Agora já se convenceu de que a vida só tem valor se Jesus nos proteger e Nele tenta hoje se amparar.

— Não acha que ela deveria fazer parte de algum grupo de trabalho?

— Carla tão cedo não se libertará das toxinas, pois comprometeu, e muito, o seu perispírito com o tóxico. Para adquiri-lo, ela servia de avião[9]. Bonita e inteligente, tornou-se presa muito útil para os traficantes. Acredito que terá de voltar em um corpo físico deficiente para reencontrar tudo o que deixou inacabado, ou seja, tarefas necessárias ao seu espírito carente.

— Você sempre a vê, Carlos?

— Não fico sem visitá-la e quando a encontro ela sempre recomenda para eu tomar cuidado, porque conhece bem esse mundo escuro e asfixiante.

---

8. Irmã mais jovem de Carlos, desencarnada através do tóxico, cujo resgate está narrado no livro "Na Esperança de Uma Nova Vida" , 4º volume da série Luiz Sérgio.
9. Pequeno traficante.

Alice ouvia bem atenta, assim como a dócil Sara. Aí não resisti: abracei-as com respeito e carinho, dizendo:

— Eu amo vocês!

Uma e outra sorriram:

— Interessante, nós também!

Nisso, Carlos entrou na conversa:

— E você, Benigno, que há pouco terminou um curso sobre drogas, o que tem para nos contar?

O discreto amigo demorou a responder e ao fazê-lo era como se estivesse soltando a voz com dificuldade.

— Para me juntar a vocês, Enoque achou prudente que eu ficasse a par de todas as reações das diferentes drogas. Assombrei-me ao constatar que a maconha é tão nociva ao organismo humano quanto qualquer outra considerada como da pesada. Quando ainda médico encarnado, muitas controvérsias ouvi sobre a maconha, que para mim hoje, de onde me encontro, já não existem mais. Ela, a *cannabis sativa*, se exposta ao calor por bastante tempo, produz uma resina rica em THC e os seus efeitos dependem da dose de THC introduzida no organismo. Há pessoas que sentem o barato mesmo quando o teor de THC na maconha que fumam é mais baixo do que o mínimo necessário para provocar alterações psicofisiológicas: são os efeitos da autossugestão.

— Mas vivem a dizer que ela não faz mal ao organismo... — comentei.

— Acompanhei um jovem puxando fumo "manga rosa"[10]; o THC passou ao sangue, que distribuiu a substância por todo o organismo. Fazendo um exame no garoto, encontramos o THC nos pulmões, nos rins, no baço, no fígado e até no cérebro. Como

10. Maconha de boa a qualidade.

não faz mal? Isso só pode ser coisa de traficante ou viciado, já disse alguém que conheço.

— Benigno, espalham que hoje maconha nem é mais droga e que só pobre ainda a fuma. Eles estão em outra.

— Engana-se, Luiz, ela é igual ao cigarro comum e o mesmo para quem ingere bebidas, sejam caras ou não: Jamais é esquecida pelo viciado. Legalizar o uso da maconha é o sonho de muitos. Só que ela é o ponto de partida. Afirmam que ela se tornou careta e saem para outra — a cocaína. Para nós, a maconha e o lança-perfume são prejudiciais ao espírito; desde que atinja o sistema nervoso, o cérebro e a medula espinhal, estará desequilibrando o corpo físico, e este vai como se borrifando o perispírito, enfraquecendo-o. Temos aí então um doente, e até quando ele poderá ser útil à sociedade?

— Por falar no lança-perfume, como foi usado no carnaval, hem?! E os coroas[11], como cheiraram!... Nessa ocasião, tivemos oportunidade de observar que há muitos coroas precisando de ocupação. Existe muito dinheiro sobrando ou falta de vergonha na cara. Quem sabe os dois?

Todos rimos. Enoque e Karina se aproximaram apressados.

— Vamos sair logo; uma festa está sendo preparada em uma casa e precisamos chegar lá antes que seja tarde.

Enquanto seguíamos, ia pensando: "quantos pais hoje choram com saudade de seus filhos que para cá voltaram, imaginando-os mortos! Não sabem que Deus, por bondade, afastou-os das vielas tortuosas da vida, onde talvez se comprometessem a cada passo por se encontrarem distantes das coisas do espírito. Morrer, amigos, é ter a consciência resvalada nas toxinas dos vícios".

---

11. Adultos.

Capítulo 5

O DESENCARNE DE SANDRA

Ao nos aproximarmos da casa onde estava realizando-se a festa, Enoque convidou-nos à prece e, unidos, pedimos ajuda ao Divino Mestre.

Enquanto aguardávamos, Alice perguntou-me:

— Luiz, você gosta deste trabalho?

— Sim, para mim ele oferece grandes lições.

— A sociedade ignora este câncer que se amplia cada vez mais, atingindo-a de maneira tão violenta. Não compreendo por que isto está acontecendo.

— Nem eu, Alice, mas pelo que tenho aprendido, percebo que o homem, por ser dono de sua vida, nem sempre a colore de tranquilizantes cores.

Benigno acrescentou:

— Luiz Sérgio, também existe o excesso de horas livres. Quem procura lutar para tornar realidade os seus sonhos não vive à cata de sensações diferentes, pois a própria vida já lhe é bem difícil. Mente desocupada, mãos atrofiadas.

— O papo está bom, hem, amigos? — era Enoque, que chegava bem mais perto de nós.

Ouvimos uma música estridente. Ao entrarmos, deparamo-nos com casais que se retorciam e me espantei ao verificar que a festa não era só de jovens; vários coroas ali se divertiam. Sara, com seu pequeno aparelho, ia descobrindo os lugares onde se encontrava guardada. Notamos que só havia droga da pesada, servida com requinte por seus anfitriões. Nisso, Isaac prestava ajuda a uma jovem senhora que aspirava coca[12] e já começava a sofrer intoxicação exógena, congestão pulmonar, renal e edema cerebral. Seus companheiros, completamente fora de si, nem percebiam que a moça se encontrava em perigo. Karina, Sara, Alice e eu tentávamos afastar as entidades que se divertiam junto aos encarnados e que se satisfaziam com as emanações da droga. Benigno tentou uma lavagem perispiritual, mas a moça ia, pouco a pouco, apagando. Nisso, Enoque levou o dono da festa a perceber o estado da moça e este, muito cauteloso, apenas pediu a um dos seus empregados que a levasse para um quarto da bela mansão. Pedi a Enoque para acompanhar os médicos e quando lá chegamos, notamos que uma luz azul banhava o aposento e vários espíritos oravam pelo equilíbrio da moça que, apesar disso, piorava. E ali, à minha frente, uma equipe de Jesus tentava, com todo empenho, salvar alguém que brincava com a vida. Os médicos empregavam modernos tratamentos, mas suas energias cada vez mais se exauriam. Observávamos, estarrecidos, o corpo físico de uma bela mulher retorcendo-se em total agonia e sua alma entrar no mundo espiritual com a consciência adormecida. O corpo perispiritual, ao sofrer o impacto violento da droga, encolheu-se, ganhando um aspecto diferente da forma humana.

Queria perguntar algo, mas o socorro já estava sendo ministrado e não era possível qualquer interrupção no momento. Enquanto isso, a festa tornava-se cada vez mais quente. Retireime; minha presença não era mais necessária. Sentia-me triste,

---

12. Cocaína.

perguntando a mim mesmo: "por que alguém se suicida assim? Solidão? Desespero? O que leva alguém a ingerir tanto tóxico: fraqueza de caráter ou carência?" Sentei-me no degrau da escada, só dando conta da minha fraqueza ao ver meus amigos tentando, desesperadamente, ajudar os dependentes. Voltei a juntar-me a eles. A maioria dos viciados nem sabe como pode aguentar tanto. É que sempre existe um amigo lhes segurando a mão para que o tombo não seja mais forte. Enoque havia desaparecido, mas nós, que ali estávamos, notamos que a festa começava a esfriar; os participantes pareciam cansados e sonolentos.

O dono da casa fora até o quarto e ficara desesperado ao constatar que Sandra havia desencarnado. Chamou dois grandes amigos e logo pensaram em como dar fim ao corpo. Com muito cuidado o conseguiram.

— Não será descoberto? E a família, não ficará atrás dela? perguntei à Sara.

— Quando os pais estão a par da dependência do filho, vivem sempre esperando o pior e, sendo Sandra uma mulher independente, a família não gostará de se ver envolvida em escândalo.

A festa chegava ao fim, porque quase todos dormiam ou se encontravam incapazes de se erguer. Olhamos suas fisionomias: olheiras profundas, trapos humanos. Os empregados agora recolhiam os copos. A noite toda ali ficamos tentando ajudar aqueles doentes e quando ganhamos a rua as cenas não nos saíam da mente: Sandra babando, retorcendo-se toda, sozinha, trancada naquele belo e luxuoso quarto... Enoque me pareceu preocupado e dele me aproximei:

— Cara, que festa, não?

Carinhosamente, tocou-me o ombro.

— Coisa de louco! E o pior é que ainda não acabou o nosso trabalho de hoje.

— Quê? Vem mais festa?

— Sim, iremos agora à festa dos pobres.

Todos riram, meio sem graça. Não esperávamos por isso. E rumamos para um local onde seis garotos, bem jovens, puxavam fumo. Uns eram ainda novatos no vício, mas se sentiam muito importantes na nova vida. Os nossos médicos prestavam assistência e, no mesmo instante, através de aparelhos, nos apresentavam a reação da maconha no organismo humano. Num dos garotos, a temperatura caiu; ele sentiu tremores, a boca secou e começou a tossir, a garganta irritada. Notamos que em alguns deles a droga pouca reação apresentava, mas em outros ela causava rápida intoxicação por THC. Com passes, orações e cuidados médicos, logo conseguimos dispersar os iniciantes da droga, os primários puxadores de fumo. Ainda procurei olhar um deles, o aspecto era bem triste; cambaleante, não dominava os seus passos. Era uma criança ainda, procurando uma cadeia, cujo cadeado está em mãos muito perversas.

Capítulo 6

A PRISÃO DE MARCELO

Enoque nos convidou a acompanharmos um daqueles jovens de quatorze anos, e quando este chegou a casa foi direto à geladeira, ingerindo uma boa quantidade de leite. Nós tentamos ajudar na vibração do ambiente. Procuramos os pais; já recolhidos em seus aposentos, nem se preocuparam em ver se o filho retornara. Assim, aguardamos o amanhecer. Sua família era composta de quatro membros e uma serviçal. O pai levantou-se cedo e se preparou para ir trabalhar. A irmã do garoto denotava cansaço. Evitaram o diálogo durante o café, pois não se davam. A jovem, com seus dezessete anos, já bem vividos, prematuramente começara suas experiências sexuais. O irmão não a aceitava e agora também estava entrando em uma turma perigosa. A garota, Joana, olhando duramente para Marcelo, disse-lhe:

— Cuidado, a chincha[13] é barra pesada.

— Cuida da tua vida, que eu cuido da minha!

— Estou só avisando.

A mãe, que gostava muito de dormir, nunca participava do desjejum da família. Tentamos orar, mas o ambiente era por demais carregado. Todos fumavam, até a serviçal. Quando

13. Droga alucinógena, especialmente a maconha. *Chincheiro* — alguém viciado em driogas, especialmente a maconha.

os jovens saíram, procuramos ajudar a senhora Eunice. Ela se sentia sozinha, desmotivada, gostando apenas de ficar deitada, lendo e fumando. Ignorava a vida lá fora. Os filhos, julgava-os ótimas crianças, pois não queria ter com o que se preocupar. Enoque tentou, através da projeção mental, despertá-la. Sonolenta, pensava nos filhos: "eu preciso conversar mais com eles. Ontem quase não vi o Marcelo. Joana é que me preocupa, é muito namoradeira. Também, coitadinha, deixe que ela aproveite, eu me casei muito cedo, e hoje vivo só cuidando da casa". Alice olhou-me como a perguntar: "estamos aqui para ouvir lamentos? Enoque e os outros espíritos, tão ocupados, perdendo tempo aqui?" Captei seus pensamentos e meio sem jeito procurei dela me aproximar.

— Sabe que há pouco também pensei a mesma coisa?

O Enoque aplicou passes na irmã e nos convidou a sair. Já na rua, ele falou:

— Fomos àquele lar para presenciar a indiferença dos pais. Eles não estão procurando viver a realidade do século. Alheios à vida dos jovens, fingem nada ver ao seu redor. Eunice, preocupada consigo mesma, ainda não percebeu que Joana já é uma mulher e sem sonhos; vivendo uma vida sexual intensa, explorada pelos namorados, logo sentirá rejeição ao sexo. Será mais uma mulher doente, porque iniciou tudo errado. O sexo, chamado livre, representa para Joana um ato muito banal, e a satisfação não alcançada poderá levá-la a frustrações futuras de difícil solução. O aumento do homossexualismo é decorrente da iniciação errada no sexo, da saturação.

— Isto está acontecendo muito, não é Enoque?

— Sim; presenciamos, nessa casa onde estivemos, um casal lutando para dar aos filhos moradia e educação. Os jovens de hoje, entretanto, pedem e precisam de muito mais e o diálogo ainda é o melhor meio de se educar. Eunice afunda-se no seu poço de futilidades, foge dos problemas dos seus filhos, e estes cada vez mais infelizes se tornam. Joana, já portadora de doenças ginecológicas; Marcelo, iniciado na droga, logo estará morto.

— Como poderemos ajudá-los?

— Alice e Luiz Sérgio, por isso estivemos lá, eles entrarão em nossa corrente de vibrações. Deveriam os psicólogos apresentar trabalhos de orientação às famílias. Muitos pais, alheios ao movimento social, levam os filhos à dependência da droga. Se estivessem atentos ao que se passa lá fora, eles mesmos os defenderiam. Infelizmente, muitos só pensam em enriquecer e cada vez mais se distanciam dos filhos. Um de seus grandes erros é o de julgar os jovens incapazes. Eles precisam ser respeitados. A criação reflete-se muito no caráter. Os pais precisam dar exemplos nobres. O conforto da alma é o repouso da consciência; o do corpo, quando em excesso, é a morte desta.

Karina — que havia acompanhado Marcelo — já de volta, mostrou a Enoque um papel. Bastante preocupado, ele falou:

— Precisamos esta noite ajudá-lo, de outro modo será o fim.

É que aqueles meninos ainda fariam uma roda de cocaína, eles, que nem conheciam ainda a maconha! Deslocamo-nos para o ponto de encontro da turma. Marcelo, todo eufórico, já possuía o dinheiro — havia roubado dos pais. Sara, Alice e Karina oravam baixinho. Eu não podia acreditar: aquelas crianças já querendo entrar na DP! Ficou combinado o local do encontro. Uns seis jovens iriam iniciar-se na coca.

Enoque nos dispersou para um giro pela cidade. Eu quis chegar até minha casa — saudade, muita saudade..., depois, ultimamente venho prestando assistência à vovó, já bem cansada da prisão física. À noite, lá estávamos à espera dos garotos. Enoque chegou por último, quando eles já preparavam os papelotes. Nem chegaram a aspirar, foram cercados pelos tiras.

Muitos tentaram esconder a droga, mas o flagrante foi efetuado. Marcelo chorava, e todos desesperados se encontravam. Enoque foi-se retirando, cabisbaixo, seguido por nós.

— Fracassamos, amigo!

Ele sorriu.

— Não, Luiz, não fracassamos. Muitas vezes o médico tem de amputar um órgão sem anestesia para que o paciente não morra. Hoje nós tivemos de operar com dor, para que eles comecem a viver de verdade.

Chegamos à delegacia; os jovens, muito assustados, já haviam sido colocados em uma cela, seus pais convocados e o inevitável escândalo.

— Impossível!... Meu filho não é disso...

Marcelo chorava e eu junto a ele. O pai, face cansada, olhos lacrimejantes, apenas falou:

— Por que, meu filho? O que lhe falta? Eu e sua mãe sacrificamos tudo por você e sua irmã; e você me faz passar por uma vergonha dessas?

Marcelo nada disse, mas Enoque respondeu por ele:

— Nem Deus deseja sacrifícios, imagine os filhos. Todos nós precisamos ser amados e respeitados; os pais precisam conscientizar-se de que, além de tudo, são mestres do saber na escola da vida e o amor ainda é o maior tesouro. Infelizmente, muitos não conseguem ou temem colocá-lo à mostra.

E assim Marcelo voltou para casa, envergonhado e apavorado por ter o seu nome nas fichas policiais. Agora estava marcado. Seus pais sentiam-se muito infelizes, mas para Marcelo, o medo e o pavor do escândalo foram a salvação de que precisava. Jurou a si mesmo jamais se meter com a droga, a vergonha era demais para ele. Eunice, sua mãe, pensava, constrangida: “como aparecer para as amigas? O seu menino, um drogado!” Em momento algum ela parou para pensar que a batida policial fora providencial, a mão de Deus impedindo que seu filho se tornasse um escravo do traficante. A polícia passou por ele, mas não o aprisionou; a lei não prende, a prisão está naqueles que traem as leis.

Capítulo 7

A NECESSIDADE DA ORIENTAÇÃO SEXUAL

Nosso grupo dirigiu-se a outra festinha, onde ficou bem evidenciado que a mulher, desejando a igualdade de direitos, está prostituindo-se cada vez mais. Meninas de treze anos já iniciam suas experiências sexuais. Poucas garotas, ali presentes, não eram portadoras de remorsos. Encontrando-me ao lado de Benigno, fiz-lhe a seguinte pergunta:

— Amigo, estas meninas, quando chegarem à idade adulta, estarão saudáveis sexualmente?

— Da maneira pela qual está sendo encarado o sexo, serão mulheres frustradas. Há uma saturação pelas múltiplas experiências que, muitas vezes, deixam marcas profundas pela insatisfação, em razão de ser o sexo praticado sem amor. Hoje se faz sexo como se vai ao cinema, ao barzinho, e ele não é diversão. Num relacionamento a dois, minutos sublimes devem ser vividos com amor e respeito. Uma criança de treze anos ainda não está despertada espiritualmente para se dar por inteira. O sexo normal é permuta de vibrações e se um dos canais ainda se encontra adormecido, não é saudável despertá-lo precocemente, apenas por julgar que o relacionamento homem-mulher constitui divertimento que está em moda. Quando isso acontece, esses jovens logo acabam sentindo-se insatisfeitos, partindo para um outro tipo de relacionamento, sendo este o motivo dos grandes desvios sexuais que estamos presenciando, porque a iniciação está sendo processada cedo e erradamente, principalmente por pacientes do sexo feminino, que sentem medo da gravidez, até a anorgasmia primária. Os distúrbios sexuais são condições disfuncionais das múltiplas expressões da sexualidade. Existem várias técnicas e habilidades que podem ser usadas para minorar esses distúrbios, mas muitos temem enfrentar um médico e nem para um clínico revelam que se encontram doentes.

Nisso, juntaram-se a nós os amigos. Enoque parecia preocupado e ao olhar à nossa volta percebi o porquê. Pensei comigo mesmo: "como pode uma jovem que nasceu ao lado do Evangelho esquecê-lo assim?" Senti uma vontade muito grande de abraçar Enoque; vi que ele sofria. Uma das ovelhinhas de Maria ali se encontrava bebendo, fumando e se drogando. Karina perguntou-me:

— Luiz Sérgio, você já viu quem se encontra nesta festa?

Apenas sacudi a cabeça, afirmativamente. Tínhamos de socorrer outras garotinhas que ali haviam sido levadas pelos experientes companheiros. A bebida corria à vontade. Era um quadro de dar tristeza: quem ontem brincava de boneca, hoje oferecia seu corpo de maneira deprimente. Todos nós tentávamos serenar o ambiente, quando duas menininhas saíram em disparada; um dos jovens tentou segurá-las. Enoque pôs-se à sua frente e nos deu a impresão de que o rapaz ficara embriagado de repente, chegando a cambalear. Assustei-me com a atitude do garoto-sorriso, que raramente utiliza métodos fortes. O jovem, caído ao chão, não compreendia o que estava acontecendo, sem condição de sair à procura das garotas.

— Estas festinhas são feitas geralmente à tarde. Esses caras não trabalham nem estudam, Isaac?

— Luiz, para as inocentes mães, estas garotinhas se encontram no colégio, sendo este o motivo de as festas serem realizadas à tarde. É um verdadeiro gazetear. As bobas julgam que dessa forma aproveitam a vida, não sabendo que estão sendo usadas sem piedade.

— Há pouco o Benigno me falava sobre o perigo dessa iniciação sexual precoce.

— Ele tem razão, Luiz Sérgio, estas menininhas dificilmente serão mulheres realizadas sexualmente. Mudarão de parceiros, mas poucas encontrarão a satisfação, porque não existe um tratamento sexual para esses casos. O problema está aí, à frente de toda a sociedade. Como em todas as áreas da Medicina, a seleção dentre a variedade de técnicas de tratamento é determinada pelas circunstâncias específicas de cada paciente. O que se necessita é de uma orientação dos pais referente ao sexo, não com liberação de termos para se dizerem modernos e sim buscando com os terapeutas a solução para o caso do seu filho em particular, desde que nele esteja despertando a sexualidade. Os pais deveriam educar-se sexualmente para dar aos filhos orientações certas. Muitos julgam que oprimindo estarão protegendo. Errado. A curiosidade leva a práticas nocivas. O que é preciso, principalmente, é que os pais se atualizem. Essas crianças, precocemente comprometidas com o sexo, nasceram dos pais que ontem gritaram liberdade, mas que com o passar dos anos voltaram aos velhos tabus, porque não se aprofundaram na beleza da relação homem-mulher; eles foram levados aos prazeres, não alcançando a liberdade tão falada através do amor, que é troca de vibrações sublimes.

Enoque e os nossos amigos conseguiram tirar várias garotinhas dali, mas a jovem conhecedora dos meus livros, "amiga" do Enoque, retorcia-se, embriagada, esquecida de que um dia, por suas mãos, passou o pão de Deus: o Evangelho do Senhor Jesus. Alice se aproximou dela, tentando fazê-la sentir algo por si própria, para reconhecer que estava sendo explorada pelos homens. No início, ela ficou triste, mas logo os seus companheiros espirituais, os seus amigos afins, a tiraram da faixa vibratória de Alice, Karina e Sara. Ela ainda olhou em minha direção, pensando: "será que o Rayto e o Luiz Sérgio se encontram aqui? Que nada, deixa pra lá..."

As lágrimas banharam os nossos rostos. Como é triste presenciar a queda de um espírito, principalmente se ele já foi chamado por Jesus! Ouvi Karina orando, baixinho:

— *Pai, tende piedade daqueles que erram, mas ainda mais dos que nos levam ao erro. Dai a todos nós a certeza da vida, para que não matemos os sonhos dos nossos pais. Compadecei-Vos, Senhor, de todas as Vossas criaturas, principalmente aquelas que dia após dia fogem da verdade, afundando-se no mundo pavoroso da traição.*

Capítulo 8

LIVRE-ARBÍTRIO, FACA DE DOIS GUMES

Carlos, que já enfrentara situação bem amarga ao presenciar a decadência de sua irmãzinha ao se envolver com drogas e pela qual tanto lutara (hoje Carla está bem melhor, mas ainda hospitalizada), ali também se encontrava ajudando garotos que, julgando aproveitar a vida, estavam sendo vítimas da própria fraqueza.

— Amigo, de que maneira você encara, como médico, a situação desses adolescentes, principalmente a das meninas?

— Luiz, é muito triste vê-los brincar com ato tão sério. Que o abuso sexual traz problemas é coisa perfeitamente conhecida pelo adolescente. O período da puberdade é de mudanças rápidas e, muitas vezes, caóticos. O adolescente precisa integrar-se às alterações fisiológicas, isto é, ao rápido crescimento linear, às várias modificações hormonais e muitas vezes não está preparado.

— Eles contraem doenças? Pelo que estamos presenciando, as meninas não se preocupam em escolher o parceiro...

— As DSTs, Doenças Sexualmente Transmissíveis, continuam a ser um problema que preocupa sobremaneira as autoridades.

— Carlos, penso que o jovem jamais correu tanto perigo.

— Sempre existiram aqueles que são dominados pelos instintos, mas hoje a liberação — cartilha que muitos estão a ler — ensina-os a usar a energia desregradamente. Como o excesso gera o desequilíbrio, já foi verificado que grandes problemas relacionados com o sexo ocorrem durante a adolescência.

— Essas garotinhas não engravidam? Aqui se encontram meninas de treze anos. Não lhes é prejudicial o uso de anticoncepcionais?

— Elas se encontravam totalmente fecundas, sendo este um dos quadros tristes da vida da adolescente sexualmente ativa, pois ela vive em constante sobressalto. Futuramente, será uma mulher insatisfeita. Quanto ao controle da maternidade, com a fecundidade precoce e a experiência mais cedo, torna-se necessário, para o que se propõe, esclarecimento evangélico aos adolescentes. As pílulas ministradas a uma criança-mulher sobrecarregam o seu organismo e logo as consequências são sentidas.

Contemplei aquelas meninas, que devem dormir veladas pelos pais e em quartos perfumados, ali se embriagando e se drogando, dizendo-se pra frente. Sacudi a cabeça, pensando: "estão à frente, sim, de um grande problema futuro".

Enoque, Karina, Alice e Sara continuavam a prestar assistência. Dei mais uma olhada e me retirei. Iria esperá-los no jardim. Não sei quanto tempo ali fiquei, mas pude perceber que vários desencarnados entravam e saíam daquela festa, divertindo-se muito. Quem os visse, como eu os vi, não poderia imaginar que já não pertenciam ao plano físico: eram prisioneiros do fumo, do álcool, do sexo e das drogas. E os jovens encarnados, os seus fornecedores de prazer.

— Luiz Sérgio, estás triste?

Virei-me. Na minha frente, Enoque, o garoto-sorriso, naquele momento também trazia o semblante fechado pela dor.

— Como é possível isso, Enoque? Esta casa não tem dono? O jovem que os recebe mora sozinho?

— Não, os pais viajaram e ele aproveitou para trazer as garotinhas. Os adultos são muito culpados, quem faz a propaganda do sexo não são os jovens, é toda uma máquina publicitária. O jovem está sendo induzido a uma falsa liberdade, controlada por todos os meios de comunicação. As revistas pornográficas são manuseadas pelos pais e as crianças, desde pequenas, já admiram as mulheres que enfeitam suas páginas. Assim, as famílias, pouco a pouco, vão-se desequilibrando. Tudo, hoje em dia, gira em torno de neuroses que aumentam cada vez mais.

— Enoque, há pouco encontramos uma conhecida nossa, cujos pais são estudiosos do Evangelho. Apesar de ter recebido a água viva dos conhecimentos espíritas, com quatorze anos já possui vida sexual ativa.

— Nada justifica um erro, principalmente aos que estudam o Espiritismo, pois adquirem conhecimento da grandeza e da fraqueza de que podem ser portadores. A jovem, Luiz, nasceu em um ambiente no qual suas atitudes não causariam tanto escândalo. Mas, por bondade dos pais adotivos, ela foi transportada para aquele lar cristão, onde lhe deveriam, paulatinamente, ministrar lições sem radicalismos. Esse espírito, ainda embrionário no erro, viu-se cego diante de tanta luz e, não estando ainda preparado, quando pode fugir, procura o ambiente que lhe recorda a vida uterina.

— Enoque, explique isso melhor, meu amigo, estou até tonto, perdoe-me.

— O que estamos conversando pode causar celeuma, mas é a pura verdade. Quando algum casal resolve adotar uma criança, deveria fazê-lo consciente de que até eles chegou um ser que precisa de amor para evoluir. Geralmente os casais sem filhos, quando resolvem fazer uma adoção, cercam a criança de amor e cuidados doentios, levando-a a sofrer mais tarde, porque não aprende a ser humilde. Consultados somos por várias mulheres, mães adotivas; queixam-se elas de que os filhos parecem odiá-las. A criança abandonada recebe, ainda no ventre, a rejeição, e este estado de espírito só poderá ser apagado de sua memória com uma educação disciplinada, na qual a mulher-mãe forma a imagem de amor e força, procurando apagar a lembrança da primeira, que se mantém viva no arquivo mental da criatura rejeitada. Se a mulher-mãe não possuir um espírito forte, no futuro enfrentará uma situação desagradável: a criança, quando chegar à adolescência, agredirá a mãe adotiva, julgando que o estará fazendo àquela que a renegou. O erro, Luiz, está aí: a mulher que já sofreu por não fecundar agora se depara com outro problema — a filha querida a despreza e sem que ela saiba a razão. Daí, mostra-se fraca, submissa ou intransigente. E cada vez mais a filha a despreza, a agride.

— Enoque, então não se deve adotar uma criança?

— Pelo contrário, para Deus esse é o mais digno ato de um casal, mas quem pretende adotar deve preparar-se para não cobrar da criança atitudes que ela, muitas vezes, não tem condições de oferecer-lhe.

— Enoque, conheço muitos filhos adotivos que adoram os pais.

— Sim, nesses casos eles não foram renegados no ventre ou os pais lhes ofereceram uma educação disciplinada, em suma, souberam educar. Existem pais que julgam que a felicidade dos filhos consiste em receber apenas bens temporais, ficando distante a educação evangélica. Quando chega a adolescência presenciamos muitas lágrimas, com os pais sendo agredidos sem piedade. Notamos que isto acontece mais frequentemente com aqueles que não contam aos filhos que foram adotados. Voltemos ao caso da jovem que conhecemos: essa garota teve um pretérito por demais comprometedor. No passado, foi uma mulher sensual, a cujos amantes enfeitiçava. Sua encarnação foi programada para um lar pobre. Dada a sua vibração, foi escolhida uma mulher bastante comprometida sexualmente, que furiosa ficou com mais uma gravidez. Em nenhum momento desejou a criança, mas ela nasceu e, por bondade de um casal sem filhos, encontrou um lar digno. Cercada de muito mimo, ao crescer, começou a aflorar o seu outro lado. Acostumara-se ao luxo. Ali, no rico lar, ela recebia do bom e do melhor e, não precisando trabalhar nem lutar por seu sustento, viu-se outra vez diante do ócio. Seu espírito, já comprometido, afundava-se cada vez mais no lodo.

— E se ela tivesse ficado numa favela?

— Usaria o livre-arbítrio, como vem fazendo. Poderia perder-se cedo na marginalidade, ou, tendo de trabalhar para pagar seus estudos, não encontraria tempo para os desregramentos do sexo. Lá no seu meio ela não causaria tanto escândalo como está acontecendo com seus tristes casos.

— E se esses pais, desde o começo, a pusessem a par do perigo da vida, mas sem repressão, será que ela não encontraria um pouco de entendimento?

— O livre-arbítrio é uma faca de dois gumes: usa-se bem ou mal. Somente ela, vivendo a situação, poderia um dia nos responder. Uma coisa eu te garanto, Luiz: ainda espero que essa garota encontre forças para dizer aos seus instintos: "chega de violentar minha consciência!"

— Assim também espero — falei, abraçando o meu grande amigo e indo juntar-me aos outros que lutavam para proteger alguns jovens bem embriagados e drogados.

Capítulo 9

PROBLEMAS DO ADOLESCENTE: GRAVIDEZ E OBESIDADE

Ainda fiquei por ali alguns minutos e não posso descrever as cenas que presenciei. Karina aproximou-se e, vendo-me tristonho, disse:

— Luiz, devemos alegrar-nos, conseguimos intuir algumas garotas a dizerem "não".

Olhei-a melancolicamente e respondi:

— Graças a Deus!

Nisso, Carlos nos chamou e corremos até ele. Tentava ajudar um garoto que havia aspirado coca e se debatia em convulsões desesperadoras. Deixando-o conosco, Carlos foi examinar o pó, chamando Benigno e Isaac:

— A coisa está preta! falei para Karina.

Carlos constatou que haviam acrescentado alguns produtos à coca, sendo esta a causa do estado tão deplorável do garoto. Os nossos médicos tudo faziam para salvar aquela reencarnação. Leonardo recebia passes e todo tratamento médico-espiritual, enquanto seus amigos do embalo tão doidos se encontravam que não percebiam sua situação crítica.

— Eles sempre são atendidos? indaguei ao Isaac.

— Sim, se não fosse a mercê divina, em muito aumentaria o número das vítimas das *overdoses*.

Leonardo foi voltando ao normal e, para minha surpresa, procurou no bolso, mecanicamente, o baseado, como se fosse um cigarro comum. Karina, segurando sua fronte, fê-lo adormecer. Todos nos entreolhamos, aliviados, e assim nos retiramos. Será que existe alguém que ainda desconheça esta outra face da vida? Acho que não, todos os dias os jornais nos mostram quão dura e amarga é a realidade.

Enoque, que nos esperava no jardim, fez uma bela prece de agradecimento. Voltamos ao Centro Espírita, onde pedimos ao dirigente espiritual fosse dedicado um dia de prece a todos os dependentes das drogas. Nós precisamos das orações dos encarnados, pois só elas podem oferecer-nos condição de ajudar os mortos. O departamento mediúnico do Centro encontrava-se reunido e Enoque pediu que todos os grupos orassem para os trabalhos de ajuda aos viciados. Um dos espíritos encarregados dirigiu-se a Enoque:

— Muitos dirigentes temem um contato com a vibração pesada de um viciado. Qual seria o momento ideal para a prece?

— No término dos trabalhos podemos orar sem qualquer perigo para o grupo. E depois, temer espíritos doentes é antidoutrinário. Jesus foi muito explícito ao dizer que são os doentes que necessitam de médico. Ainda existem grupos mediúnicos que temem suicidas, esquecendo que a Casa Espírita é um hospital de Deus.

Ficamos ali em palestra gratificante com os encarregados do Centro. Um dos assuntos abordados foi a gravidez na adolescência. O doutor Cruz falou-nos, então, sobre a assistência obstétrica para a adolescente grávida:

— Considerações que ultrapassam a definição dos serviços médicos tradicionais devem ser enfocadas. As jovens grávidas precisam receber cuidados pré-natais adequados, para não sofrerem complicações não somente clínicas. Muitas vezes a adolescente grávida abusou da droga ou sofre o abandono familiar e necessita receber dos médicos muito apoio e compreensão. Sugerimos estabelecer-se um ambiente confortável e informal para um melhor tratamento de adolescentes.

— Irmão, hoje em dia a adolescente já inicia a sua vida sexual presa do remorso do aborto. Como orientá-la?

— Se for espírita, a jovem dificilmente praticará o aborto. Se chegar a tão triste ato, sofrerá as consequências. O aborto violenta os órgãos da mulher.

— E a pílula, irmão?

— Menos cruel. Os anticoncepcionais constituem a forma mais eficaz de controle da natalidade, com um porém: o risco da supressão da hipófise. Precisamos orientar os jovens; eles estão confundindo liberdade com libertinagem, amor livre com sexo livre, e nunca presenciamos uma juventude tão prisioneira dos remorsos. Poucos estão vivendo felizes.

— As Casas Espíritas podem ajudá-los?

— Claro, oferecendo-lhes esclarecimento e oportunidade de trabalho. Os espíritas, por terem conhecimento da reencarnação, devem tratar os jovens com respeito e confiança. Renegá-los é fechar-lhes a porta do Centro. Eles podem possuir um corpo jovem, mas o espírito está apto ao trabalho. Precisamos dos jovens não só nas Mocidades, mas junto a nós, ombro a ombro, na caminhada da vida.

Gostei dele, um barato. Logo tivemos a felicidade de ouvir o convidado do Centro: Márcio Bittencourt. Falou sobre o adolescente obeso; o porquê da fuga através do alimento; os atritos na hora das refeições; a maneira errada de se referir ao filho obeso; a rejeição dos pais, geralmente em confronto com outros filhos esbeltos; a negligência da mãe em relação ao regime do filho; o sofrimento do adolescente obeso; a zombaria dos companheiros e irmãos, humilhado-o, e o aborrecimento; a dificuldade para namorar, gerando no jovem um complexo do qual só o amor e o respeito poderão libertá-lo e incentivá-lo a perder peso.

Aproveitaram a presença do doutor Márcio e trataram de vários assuntos. O bom amigo, com desembaraço, a tudo respondia. Muito feliz me encontrava por estar ali diante de tantos espíritos preocupados com o bem-estar do seu próximo.

Capítulo 10

MOCIDADES, SEMENTES EM GERMINAÇÃO

Nosso irmão Márcio, médico espiritual, representa para todos nós um braço forte no qual podemos apoiar-nos. Sara, aproveitando a ocasião, perguntou-lhe:

— Como sabemos, irmão, as DSTs (Doenças Sexualmente Transmissíveis) continuam a ser um problema que muito preocupa a sociedade, e os adolescentes experimentam um dos mais elevados índices de sua incidência. Poderia tecer-nos alguns comentários a esse respeito?

— É a atividade sexual que coloca uma pessoa em risco de contraí-la e o adolescente, por definição, é cada vez mais ativo sob o ponto de vista sexual. Que o comprometimento sexual traz problemas é coisa perfeitamente conhecida do próprio adolescente. DSTs menos importantes estão aumentando em prevalência. O adolescente precisa confiar mais nos médicos; muitos só chegam a um clínico depois de terem tentado a cura através dos colegas. E cada caso é um caso. Nunca presenciamos uma juventude tão sofredora sexualmente. O excesso a está levando à exaustão. Muitos jovens estão partindo para outros tipos de relacionamento, ainda mais perigosos. O homossexual masculino corre risco maior de contrair sífilis do que um homem comum.

— Márcio, o que busca o adolescente?

— Todos nós — não só o adolescente — buscamos a felicidade, mas esquecemos de cultivá-la através de um estudo sério sobre nós mesmos. Cada ser procura apoiar-se no seu próximo, esquecendo que ele também está à procura de um apoio. O adolescente, ao descobrir o mundo lá fora, deslumbra-se e se esquece do seu próprio mundo, do qual é o dono absoluto. Presenciamos meninas portadoras de chagas profundas na alma. Iniciam a vida sexual com o namoradinho, coração repleto de sonhos, para logo adiante enfrentarem duras realidades. Muitos casais vivem hoje momentos bem amargos, pois a falta de respeito à individualidade de cada um gera um relacionamento neurótico, sem um mínimo de afeto. Consultado por mulheres que, desesperadas, julgam-se doentes, coloco-me na condição de médico e de espírito para aconselhar essas irmãs a buscarem a fé em si mesmas, que há muito perderam. Perdoe-me, Sara, se me estendi nos meus comentários.

— Como gostaríamos que você nos falasse mais sobre este assunto, irmão Márcio!

Ele sorriu, passando a responder sobre vários outros temas. Terminado aquele encontro, Enoque nos prometeu uma outra visita e eu espero encontrar o King, um médico chinês muito amado. Karina fizera várias anotações e dela me aproximei:

— Querida, interessada, hem?

Sorrindo-me com carinho, respondeu:

— Esquece que fui uma viciada?

— Para mim, Karina, você é um Miosótis de Maria dizendo a cada ser: "não se esqueça de mim".

Os olhos da irmã orvalharam-se de lágrimas. Abracei-a carinhosamente e ela me disse:

— O Márcio tratou de um assunto seríssimo. Tenho pena, Luiz Sérgio, de você não poder colocá-lo no livro, por existirem ainda preconceitos.

— Tem razão, espero encaixar alguma coisa, isso eu vou fazer.

— Eu convivi com turmas, Luiz, e sei que as garotas são usadas de uma maneira violenta. A droga e a bebida fazem suas vítimas e a mulher torna-se mero objeto sem valor. Hoje, trabalhando, dou graças a Deus quando consigo intuir uma garota a dizer "não". Mas é tão difícil!... Elas julgam que são "pra frente" e pensam que estão agradando, ignorando que a queda é tão rápida, que só irão percebê-la quando nada mais restar de dignidade.

Benigno nos observava e aproveitei para lhe perguntar o que havia achado da palestra do amigo Márcio.

— Proveitosa, muito proveitosa.

— Beniguinho, a coisa é feia mesmo como o Márcio pintou?

— Se no meio universitário, no qual o nível intelectual é melhor, a doença venérea está crescendo assustadoramente, imagine entre as pessoas mais desinformadas...

— Para você, Benigno, qual delas é a pior?

— Todas, amigos, todas. A gonorréia, ainda hoje, na era atômica, continua existindo tal como o resfriado, apesar da eficácia dos antibióticos. A cada dia surgem outras doenças, porém, se forem tratadas no início, serão debeladas.

Enoque, juntando-se a nós, convidou-nos a um bate-papo nos abrigos do jardim. Lá, o bom amigo, ouvindo-nos falar sobre vários assuntos, aproveitou para orientar-nos sobre o perigo do jovem se tornar um fanático.

— Em qualquer religião, Enoque? No Espiritismo também?

— Sim, Luiz Sérgio, o jovem espírita tem de ser igual a qualquer jovem da sua idade. Nada é mais desagradável do que um fanático. Kardec colocou à nossa frente páginas dignas de serem lidas, repletas de verdades espirituais. Ele condenou a fé cega. A razão é o fundamento de suas obras e hoje muitos jovens espíritas estão confundindo os ensinamentos básicos. Todos precisam dos estudos doutrinários, mas nem por isso devem vestir-se de andrajos e mudar o tom da voz. Devem, sim, assimilar os ensinamentos do Cristo, tornando-se bons amigos para agirem como bons cristãos. O jovem espírita não pode olhar os outros jovens com desdém, como se fossem pecadores. Fanatizar as Mocidades Espíritas é descê-las ao nível dos que se enclausuram porque têm medo de errar lá fora. O certo é fazer crescer a fé e a coragem em cada ser, só assim ele saberá viver em sociedade.

— Enoque, as Mocidades prestam caridade?

— Sim, existem Mocidades belas, cristãs, mas não se esqueça de que estamos aqui tratando do perigo das Mocidades fanáticas, e estas estão crescendo por aí. A orientação a jovens não pode ser feita por pessoas orgulhosas e mentirosas. O jovem tem de crer em Deus, amar Jesus e lutar pelo Evangelho vivo; olhar os médiuns como seres em evolução e não como gurus, caso contrário sofrerão muitas decepções. O homem não pode dominar o homem, que é seu semelhante. As Mocidades Espíritas precisam inteirar-se do movimento da instituição a que pertencem, viver os seus problemas e procurar ajudar a Casa que as abriga. Quem dirige a Mocidade precisa tomar cuidado com frases como esta: "estou vendo um espírito ao seu lado, uma mulher linda, que o ajuda". "Estou vendo um homem horrível, seu obsessor". Estes tipos de vidência são antidoutrinários. Vidência não se revela fora do local de trabalho. Muitos médiuns estão brincando de ver espíritos e formando quadros de horror, esquecidos de que com isso estão-se colocando contra a verdade. Encontramos jovens espíritas apavorados, temendo obsessor como outras religiões temem o diabo. Sabem por que estão sendo ameaçados a cada instante? Porque ainda não se conscientizaram de que são uma energia em crescimento e que essa energia se chama vida; apenas através de sua própria vontade será possível aumentá-la, objetivando a sua elevação no bem. Pensar que somente passes e mais passes propiciam a melhoria do espírito é uma utopia. Nós precisamos é conhecer o porquê da vida e o que vem a ser a "morte". Não adianta apenas frequentarmos um Centro, o que se faz necessário é o estudo sério dos bons livros e a comparação deles com aqueles que os dirigem. Criar ídolos é sofrer desencanto.

Desejei que Enoque ainda nos elucidasse:

— Penso eu que muitos julgam os jovens uns irresponsáveis.

— Culpa do próprio jovem. Muitos, com o intuito de agredir a sociedade, que é composta também de adultos, violentam a si próprio, aprisionando-se a um grama que custa muito caro. O jovem pode desempenhar qualquer função de responsabilidade. Não devemos olvidar que eles possuem experiências pretéritas, apenas adormecidas. Chico Xavier iniciou sua tarefa mediúnica com dezesseis anos; Therezinha de Jesus lutou contra as regras da Igreja para se tornar religiosa aos quinze anos; João Evangelista foi convidado por Jesus quando contava apenas quatorze anos para colaborar com Sua missão. Nenhum deles fracassou por ser jovem.

— E depois, Enoque, como existe coroa maluco por aí, não é mesmo?

— Se tem! E a cura para ele se torna muito mais difícil.

— Há pouco o amigo falava sobre o jovem espírita: as Mocidades estão-se propagando, mas sentimos que ainda no meio espírita o jovem não é tratado com confiança!

— Torno a repetir: se as Casas Espíritas não tomarem uma atitude em relação à sua Mocidade, sofreremos no futuro por essa negligência. Presenciamos vários jovens espíritas desviando-se do caminho cristão apenas por curiosidade. Se estes meninos encontrassem, na Casa que frequentam, afeto, amor e respeito, convivessem com os diretores e participassem das atividades do Centro, dificilmente sairiam à procura de falsos profetas. Os médiuns que comparecem a uma Mocidade para fazer uma preleção precisam ter os pés firmes na estrada da humildade. O jovem é bastante crítico e não aceita mentiras. Presenciamos vários médiuns vaidosos contando histórias fantasiosas nas Mocidades; querendo chamar a atenção sobre si, inventam casos difíceis de serem aceitos. Muitos abandonam o Espiritismo ao perceberem a mistificação em certos fenômenos espíritas. Uma Casa Espírita só permanecerá luminosa se nela habitarem corações simples e verdadeiros. Os grupos jovens deveriam merecer das Casas muita atenção e respeito. Eles serão os futuros semeadores e negligenciá-los é não valorizar as sementes. Todas as árvores um dia também tiveram de germinar. No jardim de Jesus e Maria, a todos os minutos, as sementes são orvalhadas de esperanças. Por que os homens não fazem o mesmo?

— Enoque, existem belas Mocidades?

— Sim, e nós as louvamos. Tratamos aqui é da negligência das pessoas mais idosas em relação à juventude. O correto é tratar o jovem de maneira respeitosa. As campanhas Auta de Souza estão nas mãos da juventude, o que é muito certo, pois não existe Doutrina sem Caridade — isso não sou eu, Enoque, a falar — Allan Kardec se preocupou tanto com a vaidade dos homens que colocou a caridade em *O Evangelho Segundo o Espiritismo*, em dois capítulos[14]; e ainda existem Centros cujos dirigentes apregoam que a caridade não deve preocupar a Doutrina e sim os estudos do Evangelho, olvidando que não existe fé sem

14 . Capítulos XIII e XV.

obras. Templos frios e luxuosos na Terra existem demais. Jesus Cristo fez a sua igreja no Seu coração, distribuindo amor para os doentes da alma. Desejar transformar o terceiro chamado em pálida luz e colocá-la debaixo do alqueire é voltar às origens pretéritas quando, ostentando vestes luxuosas, julgávamo-nos os donos da verdade. A caridade é o alicerce da Doutrina Espírita, na qual não existem sacerdotes, apenas corações entrelaçados, em que todos somos irmãos: velhos e jovens.

— Hoje em dia, Enoque, presenciamos vários grupos jovens se desfazendo, por quê?

— Isso é natural. Viver em comunidade torna-se muito difícil, principalmente quando somos tão imperfeitos. Não só os grupos jovens estão-se desfazendo, muitos estão vivendo horas difíceis. Enquanto o Evangelho não resplandecer nos nossos atos, semearemos discórdia ao nosso redor e, como existe a lei da atração, só atrairemos irmãos semelhantes a nós.

— Enoque, você e Francisca Theresa formam uma bela dupla em defesa da juventude.

— Fico muito triste, Luiz Sérgio, quando presencio a falta de respeito a um jovem. Muitos desprezam os mais velhos simplesmente porque estes gostam de manter distância, por julgar os mais novos irresponsáveis. Procuremos a mão jovem para unir às nossas, elas são os miosótis da Casa de Maria. Nós cremos neles e até hoje não nos decepcionamos.

Enoque foi chamado e terminou a conversa. Alice, virando-se para mim, perguntou:

— Quantos anos devemos ter como espíritos?

Sorri, respondendo:

— Eu sei que velho não sou, pois me sinto ainda como um bebê.

Benigno disse-me:

— Tem razão, parece, sim, um bebê enrugado e bem pequeno.

— Engraçadinho!...

Todos rimos, saindo à procura dos nossos alojamentos onde iríamos descansar para um novo trabalho junto àqueles que estão atrofiando a consciência.

Capítulo 11

O ASSÉDIO DOS VICIADOS A MULHER-OBJETO

Carlos, Benigno e eu ainda ficamos conversando. De repente, ouvimos gritos alucinantes que vinham do pátio. Quase toda a cidade dormia, pois eram duas horas da madrugada. Benigno foi até a janela e avistou uma entidade sendo torturada por outras. Virou-se para nós, semblante assustado:

— Meu Deus, o que podemos fazer?

— Vamos até lá! respondi.

Carlos, mais sensato, redarguiu:

— Procuremos antes o encarregado espiritual do Centro para saber como podemos auxiliar.

E assim o fizemos, porém, ao alcançá-lo, o irmão desesperado já estava sendo atendido: envolveram-no em uma luz azul, enquanto os algozes se afastavam em disparada, dando gostosas gargalhadas. O espírito, bastante aflito, fora atingido pela ira dos outros. Carlos examinou-o e endereçou ao Benigno um olhar, como a indagar: "como pode, amigo, isto acontecer?"Eu boiava, sem entender, até que o encarregado do Centro elucidou-nos:

— Ele é um dependente da droga, sendo esta a causa do assédio daqueles espíritos, ainda presos às amarras do vício.

— Explique-nos, irmão, como se dá isso.

— É muito simples. Eles se aderem aos dependentes, saboreando as emanações tóxicas consumidas por eles. Os que os perseguem também desejam o mesmo, porque não querem dar-se ao trabalho de procurar viciados encarnados. Encontrando o Mauro, acharam mais cômodo colarem-se a ele.

— Então é obsessão de desencarnado para desencarnado?

— Não, obsessão não, mas atração de fluidos.

— Doidão tem cada coisa!... e por que ele correu para esta Casa?

— Estava aqui perto, só por isso.

— Mas ele não contava que estivéssemos aqui.

— Quando o viu, Luiz Sérgio, aí é que gritou mesmo.

— Mas por que eu?

— Ora, ele passa o tempo todo ao lado de um jovem encarnado, cuja mãe tem orado muito, pedindo ajuda a você.

— Até que valeu, pois ele veio aqui.

Carlos aproximou-se de Mauro e quando este o percebeu, foi logo pedindo:

— Deixe-me ir, doutor, já me sinto curado.

— Engana-se, irmão, curado voê não está, mas logo estará, tenha fé no Médico dos médicos — Jesus; somente Ele tem o poder de dar vista aos cegos; assim, todos os dependentes poderiam enxergar as belezas da vida, se o quisessem.

Mauro insistia em ir embora, mas Benigno e Carlos foram projetando todas as passagens de sua vida encarnada e desencarnada. No início assustou-se; depois, exclamou:

— Mas o meu corpo não está deformado, como no filme!

Mauro, cada vez mais preocupado, apalpou-se cuidadosamente e então começou a chorar. Suas narinas estavam corroídas e uma feia deformação havia no seu corpo perispiritual.

— Que zica[15], eu sou um jovem bonito.

— Sim, você até que não é feio, mas olhe bem como está o seu corpo! E você continua deformando-o.

Mauro começou a gritar. Seu braço era uma chaga viva; cada picada no seu amigo encarnado, nele se refletia. Aí, foi duro fazê-lo acalmar-se. Ele estava tão alterado que até de rato de piolho[16] fomos chamados. Enoque entrou. O nosso garoto-sorriso foi logo dizendo:

— Soltem-no.

— Cuidado, ele está furioso! falei.

No mesmo instante foi solto, porém quedou-se, imobilizado pelo olhar de Enoque. Mauro, impressionado, bradou:

— Você está muito louco[17], onde arranjou o bagulho[18]?

Enoque apenas respondeu:

— Primeiro, meu amigo, eu não transo bagulho, estou tentando ativar minha consciência com a luz do Cristo. Se nascemos livres, por que vamos tornar-nos dependentes de algo que não tem vida, e se vida não tem, força também não?

— E por que só uma picada, uma bolinha, vai-nos tornar prisioneiros?

— Mauro, há muito você deixou o corpo físico, mas não quer abandonar os vícios e vive colado aos doentes, emanando as vibrações pesadas desses tóxicos destruidores. Dia após dia,

---

15. Situação desagradável.
16. Soldado de malandro.
17. Estar sob forte efeito de droga.
18. Maconha pronta para ser fumada.

seu corpo perispiritual está diminuindo, desintegrando-se, e poderá chegar à condição ovoide. Ficará com a consciência viva, mas rastejando no lodo do remorso. Venha cá.

— Deixe-me ir embora, nada mais quero ouvir.

— Irá embora sim, mas antes olhe neste aparelho e veja mais além.

Mauro obedeceu, percebendo na tela alguma coisa. Divisou, então, seres rastejando no limo.

— O que é aquilo? indagou.

— Apenas formas ovoides, homens que se enfraqueceram tanto, que chegaram a esse feio aspecto. Agora volte a consultar a sua ficha e compare a sua imagem de ontem, antes da droga, com a de agora, como está ficando o seu corpo, todo retorcido e diminuindo de tamanho. Logo você também estará rastejando, porque ninguém tem o direito de apagar a chama da vida.

Mauro observava os seres ovoides e voltava a examinar o seu corpo perispiritual. Nós nos retiramos, para depois saber que ele pediu para ser levado ao tratamento desintoxicante. Falei ao Carlos:

— Até que aqueles doidões praticaram uma boa ação: trouxeram o menino para cá.

Carlos sorriu, concordando comigo. Benigno convidou-nos a segui-lo, perguntando-me se eu iria ao alojamento descansar.

— Não, se vocês dois me aceitarem, estou firme para o que der e vier.

— É que fui designado para prestar ajuda a uma gestante e hoje ela não está passando bem.

— Vamos lá, estou pronto, Benigno.

Assim, chegamos a um apartamento onde algumas jovens viviam; uma delas, já bem gordinha, estirada no sofá, fumava tranquilamente o baseado. Benigno segurou seu pulso; examinou-a bem. Eu e Carlos a tudo observávamos, e posso dizer que a sujeira era o cartão de visita daquelas bonitas garotas.

— Como está a criança? — perguntou Carlos ao Benigno.

— Vai indo, mas dificilmente chegará ao término da gravidez. Olha como foi gerada.

Passou à nossa frente a maneira animalesca pela qual aquela jovem engravidou: ela e o seu companheiro, de cabeça feita[19], praticaram o sublime momento sexual de uma forma desequilibrada. Ela — que aqui chamarei Aurora — que deveria receber em seu organismo perispiritual o seu filho, usando os poderes naturais da sua mente, fê-lo levianamente, pois se encontrava entorpecida pelo tóxico. O momento da fecundação é uma prece de amor; se ela não existir, o óvulo estará imantado de energias desequilibrantes e a célula masculina que o atingir em primeiro lugar, para fecundá-lo, também não possuirá superioridade. Tudo obedece à sintonia magnética.

— Vocês sempre vêm aqui?

— Sim. O irmão que tenta reencarnar é um espírito muito devedor, e Aurora, como mãe que deveria ser, não está cooperando para que ele possa ter um corpo menos deformado. A criança recebe diariamente doses de tóxico bem fortes; não só de maconha e de comprimidos, como da branquinha[20].

— E não aborta? Essa criança não foi gerada de uma maneira violenta? Deus permite que venha à Terra espíritos tendo seres tão irresponsáveis por pais?

— Este que está alojado no útero de Aurora é um espírito de vibrações afins. A garota, impossibilitada de curtir a vida,

19. Estar sob o efeito da droga.
20. Cocaína.

por causa da gravidez, refere-se ao filho assim: "essa coisa está me torrando a paciência".

Deixei os meus amigos ali, pois precisava respirar. Naquele apartamento algumas jovens, que se diziam livres, estavam vivendo de uma maneira moderna demais. Elas haviam trocado as casas paternas pela liberdade. Os pais, ao feitio deles, as amavam, enquanto que ali elas eram usadas de um modo muito triste. Recordei-me de um dos mentores, quando diz: "Deus criou o homem e a mulher iguais, uma energia divina; a luz não tem sexo, portanto, espírito não possui sexo. Mas essa energia precisou de um corpo e aí Deus revestiu o espírito — um macho, uma fêmea — para a sublime tarefa da reprodução. O da mulher, de uma roupa frágil, bela; o do homem, mais grosseira, pelo trabalho que ele teria de enfrentar. Com o decorrer dos anos, a mulher se acomodou em ser mandada pelo homem e a sociedade a colocou à margem da vida. Assim, ela enfraqueceu por conveniência: era mais fácil passar para os ombros do homem todas as responsabilidades do lar. Quando a mulher descobriu que poderia igualar-se ao homem, passou a fazê-lo de maneira errada, gritando liberdade sexual, quando deveria gritar liberdade de espírito. Algumas mulheres estão lado a lado dos seus maridos, como espíritos fortes que são. Outras, cantando pretensa liberdade, dia após dia se aprisionam na cadeia do remorso, pois estão-se tornando um objeto sexual de pouco valor, não procurando nas Escrituras a importância da mulher como ser criado por Deus".

E ali, sob nossos olhos, estava uma garota que se diz pra frente, mas bem atrasada ainda em relação a si própria, pois a mulher-objeto é um ser doente e precisa muito das nossas orações.

Capítulo 12

REQUINTE NÃO É SINÔNIMO DE MORAL

Saímos ao encontro de Enoque, Sara, Isaac e Karina. Estavam às voltas com uma garota de seus quinze anos, tentando retirá-la de uma festinha. Seu estado era lamentável, completamente embriagada. Um quadro muito triste. Extremamente enciumada, aproximou-se do namorado e recebeu umas bofetadas. Desejou, por isso, afogar o seu desgosto ingerindo mais bebida. Enoque, com seu jeitinho especial, foi intuindo-a a se retirar. Sara o ajudava. Olhei para as meninas que ali se encontravam: eram quase bebês de treze a dezesseis anos, mas suas expressões pareciam de experientes mulheres, sem o mínimo pudor, completamente alucinadas.

— O que está acontecendo, Enoque? Não existe uma lei de proteção ao menor? Por que os pais deixam estas garotas ficarem soltas assim, acompanhadas de marginais?

— Luiz, ninguém segura ninguém, quando o ser deseja resvalar no lodo, rejeita o jardim verdejante à sua frente. Alguns desses pais ignoram que seus filhos estão vivendo perigosas e tristes aventuras. Outros sabem e sofrem, mas para não perdê-los de vez, sujeitam-se a aceitá-los como são, alheios a qualquer moral.

— Enoque — chamou Isaac — essa garota está muito doente. Tem o útero bastante ferido e os remédios que vem ingerindo, misturados ao álcool, podem levá-la a um estado desesperador. Precisamos levá-la a um tratamento espiritual.

Condoído, Enoque encaminhou-se até ela e, com carinho, alisou seu rosto, por onde deslizavam grossas lágrimas. Enlaçou-a, fazendo-a recordar-se dele e, assim, conseguiu fazê-la voltar para casa. Por conhecê-la, nosso amigo sofria. Aproximei-me dele:

— Não deve ser fácil para você encontrar em situação tão deprimente irmãos que já receberam sua orientação e dizem amá-lo.

— Jesus, que é Jesus, não conseguiu reunir o Seu rebanho; deixou cair o Seu sangue sobre a Terra e assim mesmo, até hoje, nós, que também dizemos amá-Lo, negligenciamos os Seus ensinamentos. Imagine um pequeno espírito como eu, o que posso fazer além do que venho fazendo: apenas aliviando o tombo das pequenas ovelhas desgarradas?

A amiguinha, muito pálida, era o reflexo da sua juventude sem amor e sem respeito a si mesma.

Benigno e Carlos aplicavam fluidos em um jovem que se picara. A branquinha, misturada, dava ao seu organismo uma reação violenta e ele se retorcia, deixando os companheiros, para meu espanto, nada preocupados com sua saúde, mas loucos para saberem a qualidade da droga ingerida. O jovem se debatia, mais parecendo em crise epiléptica. Isaac o envolveu com uma luz que, pouco a pouco, foi acalmando-o. Aí iniciou o tratamento para não deixá-lo desencarnar, porquanto Deus espera que cada um de nós cumpra a sua etapa. O menino, chamado Marcelo, ali, sem um amigo encarnado, era socorrido por todos os Raiozinhos de Sol.

— Que festa, hem? sussurrei a Karina.

— Luiz, isto até que está calmo, logo mais iremos visitar uma da pesada!... — informou-nos Enoque.

— Está brincando! Pior do que isto só mesmo a própria droga.

Mas ele estava com a razão. Logo demos entrada em um luxuoso palacete, onde o bom gosto imperava. Aqueles senhores e senhoras, a fina flor da sociedade, deixaram-me aliviado. Pensei: "aqui não presenciaremos cenas tão tristes como as que assistimos antes". Todos conversavam animadamente. Gente fina, como dizem alguns. Todavia, à medida que consumiam bebidas, fui notando que as pessoas se mostravam diferentes. No início imaginei que estavam ficando bêbadas, mas aí percebi que cada convidado recebia a sua cota de tóxico — e nem posso contar a variedade. Como uma dona-de-casa eficiente prepara variados pratos para serem degustados em sua festa, ali a droga era oferecida com requinte nunca imaginado. E volto a repetir: inúmeras drogas ainda ignoradas por muitos conhecedores. Constatando a mudança de comportamento daquele grupo seleto, eu, Luiz Sérgio, presenciava os verdadeiros viciados em drogas. Recordei o nosso trabalho aqui e senti o peso da responsabilidade do que me propus a fazer. Os jovens que se drogam fazem-no de uma maneira desequilibrada, querendo curtir a vida, ou melhor, primariamente. Porém, os viciados das altas rodas o fazem de uma maneira controlada da droga e nem por isso deixam de ter atitudes animalescas: aqueles elegantes casais recordavam-nos as narrações de Sodoma e Gomorra — a moral longe estava de todo aquele requinte.

— Não trabalharemos aqui? interrogou-me Karina.

Indaguei ao Enoque e ele me respondeu:

— Aos coroas basta a sua própria consciência, o nosso trabalho é com os jovens, que iludidos se encontram com esse falso mundo de sonhos.

— Enoque, notei que esse pessoal possui alto conhecimento do artigo consumido e não aceita falsificações.

Retiramo-nos, devagar, deixando para trás aqueles que hoje se aproveitam da ingenuidade do seu próximo, mas que amanhã terão de pagar ceitil por ceitil e para esse pagamento o dinheiro vale tão pouco! O belo jardim da mansão nos convidava a um descanso. Rodeado por mim, Alice, Sara, Karina, Carlos, Benigno e Isaac, o nosso Enoque pegou sua cítara e iniciou a cantar:

"Eu sou, eu sou, eu sou
Eu sou Rayto de Sol..." — música de sua autoria.

Depois, todos nós cantamos esta:

"Abra seus olhos
Irmãozinho meu
Existe tanta coisa para se ver
Você precisa melhor compreender
O que é a vida, o valor do ser.
Por que você se suicida?
Nós amamos você!
O pico em suas veias
O tóxico em seu corpo
São pesadas peias a lhe aprisionar
Venha cá, dê-nos sua mão
Vamos levantar
Desse imundo chão
Onde está a se afundar.
Venha cá, o mundo é nosso,
Nada vale, somente a vida
Vamos aproveitar
Para que se drogar?
É hora de parar
É hora de parar.
Nada vale, somente a vida.
Para que se drogar?
É hora de parar

Estamos aqui
Vamos ajudar
Venha cá, vamos amar!"

Quando paramos, as nossas vozes estavam embargadas de pranto, pranto pela Terra, onde dia após dia são plantados espinhos no lugar de flores, onde os homens esquecem que, como as flores, necessitam da natureza, pois também fazem parte dela. Mesmo julgando-se fortes, os homens são frágeis vasos de porcelana que se trincam com facilidade. O espírito é imortal, mas a matéria física envelhece, desintegra-se, e não existe dinheiro que conserve o homem na Terra. O amor de Deus pelo homem torna imortal o seu espírito. Não matemos, não roubemos, para alcançarmos a liberdade de um ser livre.

O que narramos hoje é um pouco do mundo que gira em redor do conforto, do poder e da glória. Mas também lhes narramos a preocupação de Deus por todos os Seus filhos, e é muito bom conhecer o outro lado da vida, vida repleta de esperança no próximo, onde todos, um dia, entrelaçarão as mãos em prece de agradecimento à vida ofertada por Deus.

Capítulo 13

PAIS: OS VERDADEIROS AMIGOS

— Luiz, como deve proceder a família do viciado quando descobre que ele é dependente? indagou-me Alice.

— Deve contribuir ativamente no tratamento, não se envergonhando de procurar socorro nas clínicas especializadas; em muitos casos os familiares também precisam de tratamento.

Enquanto conversávamos, fomo-nos dirigindo para um local onde, à medida que nos aproximávamos, sentíamo-nos asfixiados. Enoque e Isaac reuniram todo o grupo e aplicaram passes, recomendando que tivéssemos sempre a mente em Jesus.

— A coisa parece que vai ficar preta, Karina.

Ela sorriu.

— Você não está ainda acostumado?

— É mesmo, já deveria tirar de letra, mas a cada dia me vejo mais assustado. Hoje não são somente os transeiros[21], o comércio está variadíssimo.

Dessa forma, chegamos a uma bela casa, onde alguns jovens se divertiam. A bebida era consumida muito natural-

21. Quem fuma maconha.

mente, de maneira desregrada. Senti-me perplexo. Quanta cara conhecida! E ao lado deles espíritos desencarnados, sem o mínimo conhecimento da vida além vida, se retorciam junto às garotinhas. Quem as visse agir daquela maneira provocante jamais poderia imaginar que ao lado delas — botões de flores da juventude — encontravam-se figuras deformadas de mulheres experientes que as usavam para os seus prazeres. Aquelas garotas de treze anos, sem o mínimo de pudor, formavam um quadro deprimente. Confesso que, ao observá-las, pensei comigo: "coitadas, não sabem o que as espera". Precisavam, urgentemente, de um trabalho de desobsessão e principalmente de diálogo familiar. Sara apresentou-me a ficha de cada uma, nas quais se depreendia serem garotas criadas sem responsabilidade, vaidosas, fúteis e indisciplinadas, enfim, sem orientação familiar. Enoque, com a sua equipe, prestava-lhes assistência médica e as envolvia, tentando induzi-las a irem para casa. Enquanto as meninas passavam de mão em mão, completamente malucas, víamos muitos jovens jogados pelos cantos da casa, quase em estado de coma alcoólico.

Aproximei-me de Maria. Ela se virou para a companheira, dizendo:

— Estou com zoeira[22].

— Que nada, fumaste tão pouco! Isso acontece quando misturamos com alucinógenos, fizeste isso?

— Não, mas acho que vou morrer. Sinto náuseas e minha cabeça está rodando.

Amparei-a, ajudado por Benigno. Este, examinando-a, chamou Carlos que, munido de vários aparelhos, foi fazendo uma espécie de lavagem perispiritual. Curioso me encontrava, pois a garota de quinze anos parecia morta. Observei toda a

22. Transtorno psíquico provocado pela maconha.

turma e notei que eles não se amam, porque nem ligaram para o desmaio da amiga; até a garota que antes conversava com ela a havia abandonado. Um deles, olhando-a deitada no chão, desmaiada, bateu em seu rosto, dizendo:

— Está zoada.

Os médicos espirituais tudo faziam por ela, principalmente por terem percebido que estava grávida de dois meses. Pouco a pouco foi voltando do desmaio. Enoque e eu a ajudamos, conduzindo-a até alguém que se apiedasse do seu estado e a levasse para casa. Por mais que procurássemos naquele numeroso grupo algum amigo, constatamos que o dependente da droga ou do álcool é amigo somente do seu vício. Ninguém se prontificou a ampará-la. Fizemos com que ela, mesmo envergonhada, chamasse os pais, ficando ao seu lado, enquanto ela ali, sentadinha no chão, esperava pelos pais — únicos e verdadeiros amigos, mas ainda desrespeitados por alguns jovens. Chegou o pai. Tememos que ele percebesse o quanto a filha estava drogada, mas pai é pai. Enlaçou-a num carinhoso abraço e a levou para casa.

— Iremos juntos? perguntei a Enoque.

— Não é preciso. Esta menina enfrentará momentos bem difíceis; sua gravidez lhe pesará muito. Ela nem sabe quem é o pai da criança. Além do mais, o filho não nascerá perfeito, a droga atingiu tanto o óvulo fecundado que a criança será mais um caso a ser estudado.

— O que falta a essa garotada, Enoque? Nunca tiveram tanto conforto!...

— Calo-me, amigo. Para defender os miosótis de Maria, teríamos de acusar, e palavras duras não são benignas, mesmo quando necessárias.

Com a saída da garotinha, sentei-me ao lado de Karina, que, vendo-me triste, tocou-me o ombro. Não pudemos curtir o descanso, logo tivemos de levantar: um garoto de quinze anos estava aos gritos. Enoque aplicava-lhe passes e ele nada de se calar. Um dos colegas encarnados deu-lhe uma bofetada, piorando a situação. Carlos virou-se para Benigno, sugerindo:

— Vamos levá-lo para fora.

O garoto dizia que estava sendo atacado por dragões. Olhava os colegas e via neles chifres e orelhas grandes; as cadeiras era múmias, enfim, parecia enlouquecido. Um jovem, bem experiente na droga, disse aos outros:

— Deixa ele gritar, isso é comum, é só visual[23].

Carlos parou:

— Como eles conhecem bem as reações, Benigno!...

— Esse menino jamais será um dependente passivo; a maconha faz com que enxergue coisas que não existem.

O garoto, virando-se para mim, gritou:

— Saia daqui, gigante, não tenho medo dos seus olhos de fogo!

Sorri, dizendo a Carlos:

— Melhorei muito, virei gigante. Quanto aos olhos de fogo, por quê?

— Sérgio, ele está alucinado, só isso.

— Mas logo comigo acontece isso de abrir vidência nesses caras?

— Quem mandou ser o colírio dos nossos olhos!...

— Alice, até você aprendeu a pegar no meu pé?

Nessa altura, a festa estava quente; quem não se encontrava bêbado e drogado apenas divagava. Nisso, vi Carlos correr,

23. Alucinações nas quais a pessoa enxerga coisas que não existem na realidade.

tentando impedir que Marcos, um jovem de dezessete anos, bebesse mais xarope; carregara cinco vidros e já havia consumido dois. Isso misturado com fumo. O olhar do garoto parecia perdido no tempo. Pensei: "como é triste viver sem sonhos! Essas festinhas puxadas a droga podem ser um barato para aqueles que não conhecem o valor do espírito, mas quem já esteve ao lado de um Enoque, já frequentou uma mocidade espírita, já leu o Evangelho, entrar nessa dizendo aproveitar a vida é um retardado mental ou não ama a si mesmo, é um verme sem consciência. Deveria, então, assumir sua fraqueza, ter coragem para enfrentar qualquer situação que pintar, não correr para a saia da mamãe nem apelar para a posição do papai; ser homem ou mulher, para assumir a liberação escolhida. É muito fácil ser filho do papai na hora do aperto e desmoralizá-lo no momento em que se julga dono da sua própria vida, procedendo de maneira grotesca, sem um mínimo de moral.

Você, meu irmão, que anda à procura de algo, recorde que só você mesmo pode fazer-se respeitado, ou usado, numa sociedade na qual o homem está jogando fora a sua dignidade.

Capítulo 14

OS PERIGOS DO FANATISMO

— Luiz Sérgio, vejo-o tristonho. Por quê?

— "Como ficar alegre, quando o mundo chora junto a mim?", diz sempre Jacó. Deparamos com vários jovens que dizem amar Enoque e quando o encontram dão boas gargalhadas; ao seu lado, aqui, senti-me muito triste por ele; todo o trabalho desse espírito pouco vale.

— Não diga isso, Luiz! falou-me Sara. Os que encontram a satisfação no sexo, na bebida e na droga são minoria, eles nunca foram de dar muito valor aos esclarecimentos espirituais. Vamos recordar-nos dos outros, que possuem bem vivas a imagem de Jesus e as palavras do amigo Enoque.

Não sei, não, Sara. Acho esses caras que vivem batendo no peito, dizendo amar Enoque e que logo depois o trocam pelo cigarro, pela droga e pela bebida, muito mais viciados do que aqueles que já habitam as sarjetas da vida. São uns caras de pau. Enganam os pais e julgam enganar os espíritos, dizendo-se espíritas. Não sabem o mal que estão fazendo a si mesmos.

Enoque chegou sorrindo, contando vários casos, fazendo-nos esquecer os tristes fatos que havíamos presenciado.

— Enoque, o que falta para essa juventude?

— Para a juventude somente não, falta fé para toda uma sociedade viciada e materialista.

— Amigo, percebeste que quanto maior o conforto, maior a insatisfação?

— Luiz, convivemos com ricos e pobres e percebemos que todos eles estão à procura de algo mais. Torno a dizer, está faltando fé. As famílias não estão preocupadas em dar uma educação religiosa aos filhos, mas em aumentar as contas bancárias para vê-los ricos. E assim, os jovens estão sempre esperando conquistar um tesouro, sem buscá-lo dentro de si mesmos.

— Enoque, sei que teve várias encarnações no Oriente, mas hoje você fala no Cristo com muito amor. Como posso explicar para os leitores essa dedicação da equipe oriental para com a Doutrina Espírita, quando sabemos que muitos espíritas não gostam sequer de ouvir falar na filosofia oriental?

— Ortodoxos existem em todas as religiões. Nós, os filhos de Maria, somos irmãos uns dos outros e cremos em Deus, que é poder e bondade. Não nos importamos se somos aceitos ou não. Lutamos para amar o nosso próximo mais que a nós mesmos, e para que isso venha a acontecer, não temos tempo de procurar em cada um os rótulos religiosos. Ademais, Luiz Sérgio, se existem espíritas preocupados com espíritos orientais, eles não deixam de ter razão. Não são raras as Casas Espíritas que gostam de misturar as coisas. Para compreendermos uma cultura, muito precisamos estudá-la. Nós, os tarefeiros do Senhor, não nos apresentamos vestidos de marajás. Se alguém disser que me viu de turbante enfeitado de pedras preciosas, deve estar enganado. Como posso estar todo enfeitado, enfrentando o frio da dor e o calor do desespero? Nós, que trabalhamos com suicidas, não temos tempo para acender incensos nem praticar rituais. No entanto, existem muitos que ainda necessitam disso tudo e nós os respeitamos.

— Você, Onor, Sadu, King, Ocaj, Naji são tão simples que não consigo vê-los com suntuosas vestes e cobertos de jóias.

— Isso não significa virtude. Somos trabalhadores do campo e nos vestimos como os párias; cremos na Doutrina dos Espíritos; mas, se existem espíritas que não nos aceitam porque tivemos encarnações no Oriente, nada podemos fazer. Terão de nos perdoar os erros e nos oferecer exemplos de amor para a nossa evolução. Felizes ficaremos se todos os espíritos lutarem por uma Doutrina de Verdade, na qual o medianeiro se sinta equilibrado e seguro para desempenhar dignamente sua tarefa.

— Você, que ama a liberdade, também não acha que existe muita seita orientalista que aprisiona o homem, principalmente o jovem?

— Somos os primeiros a alertar os jovens sobre o perigo do fanatismo. Tudo o que nos anestesia a consciência é prejudicial, e o fanatismo é um ópio destruidor. Para não sermos iludidos por falsas doutrinas, devemos encontrar em nós mesmos a verdade. Se ficarmos procurando no nosso próximo a verdade e a pureza, logo nos decepcionaremos, pois, sendo o Planeta uma escola de aperfeiçoamento do espírito, todos os que nele se encontram ainda estão sujeitos a quedas, desse modo, como iremos buscar no próximo a perfeição? Somente Deus e Jesus são capazes de não nos decepcionar. Um, que nos criou; o outro, que nos governa no Seu Reino de amor e paz. É tão belo o caminho, a verdade e a vida que Jesus nos oferece, que quem Nele crê não precisa de gurus, de sacerdotes, de médiuns, para se agarrar. Basta descobrir o mundo maravilhoso que Deus criou — o nosso espírito — e nele encontrará montanhas a serem escaladas, rios de pureza, campos verdejantes de esperanças, botões perfumados de virtudes; e tentando pouco a pouco viver em nós mesmos, aprenderemos a aceitar o mundo ao nosso redor, a não exigir tanto do nosso semelhante, felizes por perceber que temos valor, acreditando sermos criação divina. O homem que procura no outro a perfeição distancia-se do seu mundo interior e vive nas trevas da insatisfação. As doutrinas não são más, os homens é que delas se aproveitam para escravizar o próprio homem. Aquele que colocar Deus no seu altar de obras jamais será escravo dos fanáticos religiosos.

Nós, que o escutávamos com amor, ali ficaríamos muitas horas, mas logo que ele se calou fomo-nos retirando e nos dirigimos ao Centro Espírita que sempre nos abriga, quando aqui na Crosta chegamos para trabalhar. Peguei meu violão e cantamos esta canção que fiz, com o coração repleto de saudade:

Meu amigo violão

Eu quero cantar baixinho,
Solando meu violão.
Eu quero cantar baixinho,
Esta minha canção.

Eu quero abraçar bem forte,
Este pinho querido,
Que apesar da morte,
Ele não foi esquecido.

Eu quero cantar baixinho,
Para dizer aos irmãos,
Vamos dar mais carinho,
Unindo nossas mãos.

Eu quero cantar, querida,
Para você também,
Nunca será esquecida,
Pois lhe quero muito bem.

Oh! meu pinho querido,
Hoje quero lhe falar.
Fique sempre comigo,
E vamos cantar.

Capítulo 15

TRATAMENTO PERISPIRITUAL

Já no Centro, dirigimo-nos ao auditório, onde se realizava uma palestra sobre suicidas que nos deixou preocupados. Procurei Benigno com o olhar e ele me sorriu, sabendo que me encontrava impaciente com tal disparate: o orador tratava os suicidas como se estes fossem espíritos maus, indo contra tudo o que venho aprendendo. Confesso que pensei em me retirar, mas o grupo permanecia atento. Tratei logo de me aquietar, mas não foi fácil. Ao sairmos, falei para Isaac:

— Que absurdo! Os Centros deveriam tomar mais cuidado ao escolher os seus oradores, não acha?

— Luiz, tens razão, o nosso amigo ainda está naquela de achar que quase todos os espíritos são terríveis obsessores.

— E como devemos classificá-los?

— Há muita diferença entre espíritos maus e espíritos sofredores. Quem trabalha com suicidas fica muito triste ao presenciar algumas pessoas tratá-los como se fossem tenebrosos obsessores, e eles sofrem tanto! A acusá-los, bastam suas próprias consciências.

Caminhando ao lado de Isaac, do Carlos e do Benigno, fui colhendo informações e desejei acompanhá-los ao grupo de cura da Casa. Fiquei maravilhado com a eficiência da equipe médica. Os doentes recebiam transfusões de fluidos e em muitos deles somente a hipófise era reativada, já que uma carga energética havia como que adormecido essa glândula.

— Como pode, Carlos, aquela senhora ali com os pés inchados, tontura, dor no ventre, apatia, não estar sofrendo de nenhuma doença específica? Noto que médicos espirituais só trabalham na hipófise. Pode dizer-me por quê?

— Esta senhora veio à terra com uma tarefa mediúnica, mas, como a maioria, os afazeres domésticos não a deixam dedicar-se totalmente ao próximo. Amanhece e anoitece fazendo de tudo para servir ao marido e aos filhos. É uma pessoa tensa, pois vive correndo sem encontrar tempo para si mesma. Os nervos vão enrijecendo, uma vez que a irmã vive sob tensão, com poucas oportunidades para um *relax*. A sobrecarga vai, lentamente, levando-a ao desequilíbrio, aparecendo as mais estranhas doenças.

— Por isso muitos são escravos dos remédios, não é verdade?

— Infelizmente, sim.

Presenciamos um tratamento cancerígeno.O médico espiritual, com um bisturi fosforescente, queimava os miasmas pesados do local atingido. Notamos que as células doentes não foram totalmente curadas. Perguntei a Isaac o porquê.

— Irmão, não está na hora de o doente ficar totalmente são; às vezes é adiada a prova, mas se ele tiver de passar por ela não vai ser um médico desencarnado que promoverá mudança em sua ficha cármica.

— Então ele vai mesmo desencarnar dessa doença?

— Luiz, se um doente recebe a cura espiritual, deve dedicar-se de corpo e alma ao serviço do Senhor; e muitos, ao obterem alta, fogem da responsabilidade de servir, voltando à vida anterior, ingerindo álcool, fumando, esquecendo a oração do amor.

— E aí vem o tombo.

— Não digamos tombo, aí vem o cumprimento da prova.

— Então caridade é um fato, não é mesmo?

— É a luz do caminho, o perfume da vida, a esperança do espírito, o tapete florido da paz, a tranquilidade da consciência. Ir em busca dos grupos de cura e nada fazer para a melhoria interior pouco acrescentará à saúde. Cada companheiro deve descobrir a cura em si mesmo, limpando o perispírito com a água da humildade, reativando o corpo físico com o perfume da prece. Somos todos doentes à procura do sublime remédio: a reforma interior.

Observei aqueles irmãos que buscavam alívio para seus males e pude, mas uma vez, perceber que poucos se encontravam realmente doentes. Quase todos eram doentes da alma, tristes e acabrunhados com as dores da vida. Aproximei-me de uma jovem senhora de olhar tristonho e procurei saber do que sofria. Para meu espanto, constatei que estava no fim da jornada física, era uma vida chegando ao fim. Os fluidos vitais já estavam escassos, a leucemia queimava o último combustível daquele corpo físico, e fiquei assombrado quando presenciei a transfusão de fluidos naquele jovem corpo de mulher; os médicos, com amor, tentavam impedir que a jovem sofresse demais. Ela permanecia no corpo físico graças ao tratamento que vinha recebendo ali no Centro. Seria mínimo o tempo, mas para o marido e a filha de dois anos era muito importante. Confesso que respirei fundo quando dali saímos.

— Carlos, não deve ser fácil para vocês médicos presenciarem o desespero de quem deseja ficar bom, sem que isso seja possível!

— É verdade, Luiz. Muitos médiuns não gostam desse trabalho, que é de muita seriedade. O doente, quando chega a um hospital, vai à procura de alívio e não podemos destruir-lhe as esperanças. Enquanto uns lutam para permanecer na carne, outros a destroem, afundando-se cada vez mais no vício. E por falar na fera, vamos ver agora um irmão desencarnado que está recebendo aqui mesmo no Centro um tratamento de reequilíbrio.

E para lá nos dirigimos. Quando chegamos ao quarto do paciente do Carlos, ele gemia alto, ficando muito contente com a presença dos médicos. Notamos que sua narina estava muito ferida. Carlos aplicou-lhe passes, deixando-o mais aliviado. Não conhecia aquele caso e tentei perguntar, o que não foi preciso, pois Isaac logo esclareceu:

— O nosso amigo vivia cheirando tudo o que lhe ensinavam a cheirar e contraiu essa terrível doença que lhe destruiu a narina.

— Isso foi causado por loló?

— Loló de pobre, ou melhor, lança-perfume caseiro. Só que, além da mistura usual, vivia sempre acrescentando algo mais. E aí chegou a esse ponto de sofrimento. O cheiro[24] é terrível para a saúde e muitas crianças entram nessa.

Os médicos tudo faziam para aliviar a dor daquele irmão. Quando ele falou, pude notar que a ferida não atingira somente a narina, as cordas vocais encontravam-se também destruídas. Como um ser pode autodestruir-se dessa maneira, dizendo aproveitar a vida? Presenciei o tormento e a dor do irmão, que logo seria levado pelos médicos para um hospital da Espiritualidade, onde receberia não só tratamento no perispírito, como também elucidações evangélicas para o seu espírito tão perturbado.

— A droga mata e aleija, não é mesmo, Benigno?

---

24. Qualquer droga inalada, cheirada ou fungada.

— É o que venho presenciando, Luiz, e você sentiu muito bem. Ela mata a oportunidade da encarnação e aleija o perispírito. Esse irmão era tão viciado em fungada[25] que até o braço ele vivia cheirando.

Com o coração dorido conversei com Maria, Mãe de Jesus e de toda a Humanidade:

Senhora, somos filhos desobedientes que Vos fazem chorar, mas temos a certeza de que os Vossos braços fortes, que ampararam Jesus, serão estendidos à nossa frente. Sois refúgio amigo que jamais nos falta, mesmo quando Vos viramos as costas, rejeitando Vosso amparo e Vosso amor.

Maria, sois bendita entre todas as mulheres e Vos rendemos graças por nos perdoardes tanta maldade e covardia.

25. Cheirar drogas.

Capítulo 16

ANJOS SEM ASAS

Sentia no meu amigo Enoque imensa tristeza.

— O que há, posso saber? indaguei-lhe.

Olhando-me, carinhosamente, respondeu:

— Luiz, daqui a pouco vamos enfrentar mais uma festinha de embalo e é muito triste presenciarmos crianças ainda, mortas completamente, sem um mínimo de esperança.

— Conheço a sua luta em prol da juventude, mas percebo que poucos são aqueles que abandonam o vício, mesmo recebendo ajuda médica e espiritual.

— Você tem razão, não são muitos os que retornam a uma vida normal, e quando o fazem sentem dificuldade mental, já que a droga atinge por demais o sistema nervoso.

Karina, que se aproximava, perguntou-me:

— Luiz, você vai conosco àquela festinha da pesada?

— Claro, você se esquece de que sou um dos raiozinhos? Se de sol, não sei.

Karina ficou ao meu lado, enquanto Enoque saía à procura dos outros companheiros.

— Querida, você, que viveu nessa, que conselho daria a uma garota que está iniciando-se na droga?

— Nenhum, Luiz. Depois que presenciei Enoque, ao vivo, com os encarnados, e estes negligenciarem os seus ensinamentos, não será o meu conselho que há de ser ouvido. Posso, contudo, dizer a uma garotinha que ora está entrando em turma da pesada que a droga domina o homem, já a mulher drogada não só se escraviza à droga como ainda mais ao homem. Ela se degrada, tornando-se um objeto gasto, indigno e inútil. E não demorará a perceber isso, porque os próprios companheiros jogarão a cada instante em seu rosto tanto as palavras, como também o desprezo.

Enoque chegou com os outros e partimos. O apartamento visitado era bem simples. Alguns casais conversavam. Quem os visse não diria que eram prisioneiros do vício. Mas, pouco a pouco, foram misturando bebida, maconha, lança. À certa altura, ninguém era mais de ninguém. Tudo fazíamos para ajudá-los. A garota cuidada por Enoque estava completamente drogada. Confesso que foi muito triste para todos nós presenciarmos a cena: a menina se oferecia, achando tudo natural. Os médicos esforçavam-se para que ninguém desencarnasse, mas aí trouxeram uma maconha chamada "rabo de macaco", que contém muito THC, e as garotinhas, querendo dar uma de espertas, foram ficando muito ruins. Benigno e Carlos trabalhavam sem cessar.

Eu não aguentava mais assistir àqueles cenas deprimentes. Quanta falta de esperança! Sim, só quem não possui dentro de si dignidade pode procurar prazer de maneira tão selvagem. Uma conhecida nossa, considerando-se a artista, dava gostosas gargalhadas. Confesso que não achava justo ficarmos ali ao lado de quem só desejava brincar com a vida, enquanto nos cárceres, nos leprosários, nos hospitais, o homem luta para viver. Fui saindo. Já fora do apartamento, Isaac me alcançou.

— Luiz, de que foges?

— De nada, apenas não estou me sentindo bem. Acho um absurdo o comportamento desses meninos. Não gostam dos pais, mas não trabalham, só sabem roubar ou pedir dinheiro para os seus vícios. Vivem chamando tudo de careta, mas não olham no espelho suas expressões de mortos-vivos; dizem-se corajosos, mas morrem de medo da polícia. Cansa-me presenciar tanta loucura.

Isaac, olhando-me de frente, falou:

— Sérgio, vamos voltar, eles podem, no amanhã, tornar-se bons pais de família. Se hoje são presas do vício e praticam atos tão comprometedores, não cabe a nós condená-los.

— Não é isso, Isaac, é que não estou passando bem; é triste presenciar a caída de alguém conhecido. E essa menina, dia após dia, está-se tornando dependente não só da droga, mas de entidades perigosas.

Retornamos ao ambiente. Um jovem de dezesseis anos havia trazido cogumelo. Esse fungo, seco, não só foi misturado ao cigarro da maconha, como dele foi feito chá. Aí, sim, as alucinações foram terríveis. Isaac apressou-se a socorrer um garoto que se debatia; ele fazia a viagem; ignoravam o fato de que seu cérebro estava recebendo uma voltagem além da sua capacidade. Cercamo-lo, enquanto os médicos trabalhavam, mas os encarnados, felizes com a nova experiência, sequer percebiam o seu desespero. Ali, naquele apartamento — que bem pode ser o apartamento ao seu lado — meia dúzia de jovens dilaceravam o seu corpo físico, violentando-o com doses letais. Quando dali saímos, perguntei a Enoque por que alguns deles jogavam fora a ponta que sobrava do baseado, dizendo: "fica para o santo". Enoque riu, dizendo:

— E você viu como os viciados desencarnados saboreavam as mutucas?[26]

---

26. Pequena quantidade de maconha.

Caso os viciados tivessem vidência ativa, veriam os tristes fatos que os rodeiam. Se no apartamento a turma era pequena, na parte espiritual eram disputados a tapa os corpos dos encarnados. Para os jovens, gostaríamos de escrever mais abertamente e talvez no futuro possamos fazê-lo. Contemplei condoído a cena: todos caídos, uns ressonando, outros apenas em viagem; as menininhas eram como sacos inúteis amontoados no chão. Alice falou-me:

— Foi muito difícil viver ao lado dos suicidas, mas eles eram gente. Estes meninos estão tomando forma de animal e já não possuem raciocínio. Até onde irão?

— Ao remorso — interveio Karina.

o O o

Era sexta-feira, o dia da fera, e ela estava solta. Fomos até uma chácara. Lá, a droga era servida como tira-gosto. Eu, que a tudo observava, fiquei surpreso com os casais — se assim podemos chamá-los. Garotas lindas estavam acompanhadas de outras do mesmo sexo, em intimidade. Procurei os espíritos trevosos e reparei que poucos ali se encontravam. As aberrações ali praticadas ficavam restritas aos encarnados: eram doentes sexuais. E posso acrescentar que a droga cooperava com o ambiente. Nessa chácara presenciamos cenas de horror regadas a coca, loló, lança, pico e cogumelo. O álcool era consumido juntamente com as drogas. Era o inferno na chácara. Enoque e sua equipe ajudava, livrando-os de perigos. Assim, passamos o resto da noite. Quando de lá saímos, falei a Enoque:

— Muitos dizem que o espírito não tem sexo, é verdade?

— Sim, o espírito é uma centelha divina, uma luz. Mas essa luz conquistou um corpo, o seu perispírito, e este perispírito ganhou os órgãos da reprodução. No Evangelho, Jesus disse, em *Mateus*,

Capítulo 19, versículo 4: *Não tendes lido que quem criou o homem desde o princípio o fez macho e fêmea?* O espírito não tem sexo, mas a sua roupa perispiritual o possui e muitos que hoje renegam essa veste, sendo ela feminina ou masculina, julgaram que teriam forças para viver junto a ela, seja na tarefa de mãe ou na de pai de família. Isso não quer dizer que mudamos de sexo em cada encarnação. Deus nos respeita e só mudamos de sexo quando assim o desejamos e, ainda assim, somos advertidos de que podemos fracassar. Muitos de nós nunca chegamos a mudar de sexo, sempre respeitamos o nosso corpo. Quem estuda reencarnação pode notar que Teresa d'Ávila há muito reencarna como mulher. Já Francisco de Assis, há muito como homem. Portanto, justificar os nossos fracassos, culpando a lei de Deus, é falta de conhecimento evangélico. O espírito, sendo luz, não possui forma, mas dela precisa para encarnar, principalmente no nosso Planeta, onde chega com a sua vestimenta de macho ou fêmea. Mas essa vestimenta não possui força sobre ele — o espírito. Só se dá o contrário quando o espírito desejou viciar-se ao longo dos séculos, principalmente desde a época de Sodoma e Gomorra. O homossexualismo, que naquela época recebeu o nome de sodomia, era muito conhecido entre os cananeus. São espíritos que faliram como homens, outros como mulheres, e pedem desesperadamente para mudar de sexo. Advertidos da sua deficiência, mesmo assim eles vêm ao plano físico e depois que reencarnam não aceitam a tarefa a que se propuseram na Espiritualidade. Podemos dizer que o espírito não tem sexo, mas nem por isso ele pode ser usado indiscriminadamente. O espírito é uma luz que aumenta cada vez mais, à medida que vamos crescendo em inteligência, razão e moral, distanciando-nos da veste material, seja ela perispiritual ou física.

— Eu bem desconfiava que sempre fui homem!

Enoque olhou-me bem e falou:

— Não sei, não!

Todos rimos. Nós precisávamos sorrir. É muito triste presenciar um anjo sem asas e sem consciência.

Capítulo 17

PROTEGER O JOVEM É PRESERVAR O AMANHÃ

Alice e Karina se distanciaram do grupo. Notei que elas se encontravam preocupadas e ao retornarem indaguei:

— Qual é o grilo?

Benigno respondeu:

— Nós... os homens!

— Nós, não, eu nada tenho com os erros dos homens, estou tentando me tornar um espírito, isto é, uma luz radiante!

— Bravo! — disse Carlos — o garoto está criando juízo! Mande-o, Isaac, junto com as garotas, ele vai gostar!

— Espere aí, mandar pra onde? Estou tentando ficar evoluído, mas ainda sou o pequenino Luiz Sérgio, vamos com calma!

Nisso, Enoque, que havia saído, aproximou-se, dizendo:

— Coitadinho!... Vem cá, meu garoto...

Olhei-o, respondendo:

— Papai, você cuida de mim?

Prontamente, Enoque disse, em tom mais sério:

— No início, pensei em mandar só as garotas, mas agora iremos todos, até os pontos principais.

Nada mais perguntamos até chegar ao nosso destino, onde aparentemente tudo era normal. Não demorou a vermos meninas abordando garotos passando droga. Da forma que o faziam e como estavam trajadas, ninguém diria tratar-se de traficantes. Tentamos fazer alguma coisa, principalmente intuindo os garotos a não entrarem naquela onda. Mas o adolescente tão absorvido se encontra com as transformações do seu corpo físico que se esquece de olhar ao seu redor, onde a família deve ser o seu amparo. Observamos uma garota de seus quatorze anos aproximando-se de um garoto de treze. Ele, todo animado, sentindo-se o tal, foi logo aceitando a companhia da menina, a quem aqui daremos o nome de Viviane. Enoque colocou-se atrás do jovem André e tudo tentava para que ele se recordasse dos pais. Tão enfeitiçado estava pelos ares teatrais da menina que não captava nada do Enoque. Aí eu me ofereci para ajudar. Sabem como é: por estar há menos tempo na Espiritualidade sou mais terra-a-terra. Dirigi-me à garota, fazendo-a sentir algo por André. Meio sem jeito, ela foi retraindo-se, chegando a pedir licença para se retirar. Mas o fedelho, dando uma de bacana, foi logo pedindo:

— Cadê a tromba?[27]

Ela, sorridente, perguntou:

— Você já está na transação? E eu com remorso... Veja que boboca eu sou!

O garoto, que nunca havia fumado nada, estava a fim de impressionar a menina. Fiquei meio chateado e se nos fosse permitido eu bem que usaria um método mais forte, mas olhando a turma do sol me contive, fazendo o garoto sentir-se envergo-

27. Cigarro de maconha grande e espesso.

nhado. Quando Viviane perguntou para ele se também usava pedra[28], eu, que não sou bobo, intuí-o a dizer:

— De isqueiro?

Viviane riu muito da cara do André, que se sentiu traído. E ela também, intuída por Alice, foi dizendo a ele:

— Não entre nessa, garoto! Nem sei por que fui com a sua cara e estou a lhe dar conselho, acho que é porque até agora não puxei a soruma[29]. Sabe, né, a gente tem de enganar os tiras e se a cabeça estiver feita pode dar bobeira.

André não sabia o que fazer. Eu, de maneira amorosa, fi-lo ver o perigo por que passava, tirando-o dali. Alice e Karina me acompanharam até a casa do menino e, quando lá chegamos, ele foi para o quarto, decidido a se iniciar na droga. Nada via demais: vários garotos, seus colegas, viviam curtindo a vida, mas ele só estudava. Enquanto ele assim pensava, Karina e Alice envolviam-no em fluidos de amor. Queríamos que ele dormisse para orientá-lo. Quando já estávamos conseguindo, entrou uma jovem senhora aos gritos, chamando-o de inútil e irresponsável. Ficamos desesperados. A mãe de André estava preocupada com a bela colcha da cama, com a limpeza do quarto e não com o filho. Furioso, ele saiu, batendo a porta, enquanto ela voltava a tudo arrumar. Seguimo-lo, mas logo a mãe apareceu e bastou vê-lo sentar-se nas almofadas, para que ela gritasse. André não tinha casa, a casa era de sua mãe, somente dela. Quê fazer? O jovem desceu as escadas e se reuniu com a turma costumeira. Eu confesso que já ia voltar para junto de Enoque e chorar em seu ombro, pelo nosso fracasso. Mas nisso vejo chegar um senhor, que carinhosamente chamou André; abraçando-o com amor, disse-lhe:

— Filho, vou fazer uma viagem ao Pantanal, gostaria que me acompanhasse; seria tão bom para nós dois, não acha?

---

28. Comprimidos psicotrópicos.
29. Maconha.

André não acreditou no que estava ouvindo. Era demais para ele! Logo pensou: "será que mamãe também vai?" "Não, só ele" — eu também pensei: "será que Rute não vai dar o contra?" Olhei minhas amigas e com elas retornei ao apartamento onde uma mulher se apegava cada vez mais à limpeza da casa, esquecida de que o lar deve ser um lugar onde nos sintamos bem, e não um hotel de luxo onde não temos liberdade, porque não é nosso. Rute ainda nos aguentou uns dias ali, onde ficamos ajudando André. Só nos retiramos quando ele e o pai foram viver algumas horas juntos, horas bem valiosas, que fariam de André um jovem equilibrado e com coragem para dizer "não" a todas as ofertas, mesmo quando partissem de garotinhas preparadas para tal comércio.

Conversando com Karina, perguntei:

— Será que André está salvo?

— Acho que sim. Ele é um bom garoto e o pai é seu amigo.

— E a mãe, Karina? A mulher é louca!

— Não fale assim, Luiz. Ela é só uma mulher que ainda não descobriu o mundo; egoisticamente, só se importa com a sua casa, por isso as suas neuroses. Iguais a esta, existem muitas mães que se comportam como se os filhos não fossem também donos dos lares. Eles não podem trazer amigos para almoçar, para dormir, para bater-papo; não podem abrir geladeira e se servir à vontade; não têm o direito de mudar a posição dos móveis dos seus quartos, enfim, ainda existem pais que tratam os filhos como se fossem criaturas sem vontade própria.

— É mesmo, Karina, temo-nos defrontado com cada tipo de pais! Um dia desses fui com Enoque à casa de um garoto de índole pura e boa, cujo pai procedia de maneira desumana, embriagando-se e mandando o jovem buscar bebida para ele e para os amigos. Este jovem rejeita hoje o álcool, mas será que diante de uma queda não achará natural a embriaguez como fuga, acostumado que está a ver seu pai nesse estado? Alice e Karina, vi Enoque com os olhos marejados. Os pais que se embriagam diante dos filhos pequenos, jovens ou adolescentes, não merecem a missão sublime de receber um espírito para evolução. O mais triste é sabermos que muitas pessoas, ditas espíritas, ainda usam o copo de bebida como se este fosse um degrau para o sucesso social.

o O o

Circulamos pela cidade, que apresentava muitas tristezas. A maior delas foi a de uma jovem que procurava vender-se e assim obter dinheiro para a compra de cocaína, droga muito cara, sem a qual ela já não conseguia viver. Oferecia-se a quem passasse e que julgava pudesse pagar bem. Apesar de ser uma bela garota, a ninguém interessava. Com a liberação atual torna-se difícil o comércio do sexo, e esta garota nos exibia um quadro de se lamentar, pois a muitos se ofereceu. Vendo que nada conseguia, decidiu-se pelo assalto. Foi a maneira que encontrou.

E vocês irão perguntar se nada fizemos. Como o tentamos, irmãos! Mas junto a Kelly havia uma legião de espíritos desencarnados, desejando tanto ou mais que ela um pouco do pó — a cocaína.

Ainda ficamos alguns dias tentando em vão fazer com que Kelly deixasse o furto, mas ela, com agilidade, depenava os carros, tirando vidros com a maior facilidade; os pneus, os toca-fitas, esses nem se fala, enfim, só não puxava[30] ainda os carros, mas para o resto era mão-leve. Um caso como este já não pertencia à nossa equipe, passamo-lo para os lanceiros; é obsessão mesmo, ou melhor, possessão. Só recebendo tratamento severo o viciado pode abandonar o vício ou maneirar nas doses.

Quando voltei a me encontrar com Enoque, procurei não lhe demonstrar minha tristeza. Os casos me haviam tocado por

---

30. Roubar.

demais. Havia presenciado Viviane oferecendo droga a um e a outro e deles também recebendo a sua cota, o que não foi para mim uma cena chocante. O que mais me chocou foi a Kelly, que se propunha a qualquer situação. Alguém lhe dera uns trocados da mesma forma que dá aos guardadores de carros. Mas um grama do brilho[31] não está fácil. Enoque, que me observava, com semblante anuviado, disse-me:

— Aqui, bem ou mal, o viciado ainda consegue algum dinheiro, mas em vários países, para se sustentar, ele tem de se sujeitar a diversas situações animalescas, tornando-se farrapo humano.

— Enoque, essa é a besta do Apocalipse?

— Sim. Todos a temos um pouco dentro de nós; se não nos cuidarmos, ela aflora em direção ao próximo. É o que está correndo em toda a Terra. Mas, baixinho, não vamos ficar com pena, vamos orar e cantar para que os nossos jovens, os jovens sadios, tenham forças para conviver ao lado do vício e não se deixar levar pelos sonhos fáceis. Não é um grama de tóxico que irá colorir nossos sonhos, mas sim as nossas lutas, o nosso trabalho, as nossas vitórias. Vamos, Luiz Sérgio, ficar ao lado dos jovens que hoje enfrentam um mundo onde a cada passo existe um quadro deprimente de difícil solução; mesmo alguns jovens sendo chamados hoje de irresponsáveis, está em suas mãos a força do amanhã. Existem grandes países que, se não cuidarem da sua juventude, serão destruídos não por bombas nucleares, porém por formiguinhas ocultas que abalam qualquer sociedade, pois atingem a esperança do futuro — a juventude. E país com jovens doentes não terá homens de bem no amanhã. Preocupam-se com ataques atômicos e com armas potentes, mas se esquecem de procurar um meio de fortalecer o homem — que comanda e que torna um país livre. Se hoje os jovens estão doentes, o país vai agonizando cada vez mais, e poderosas armas nada resolverão se as mãos que as manejam estiverem trêmulas pela dependência do tóxico.

---

31. Cocaína.

Capítulo 18

OS ABUTRES

Diante daquele triste caso, constatei a eficiência dos médiuns de uma Casa Espírita; eles não só prestam auxílio aos obsediados e obsessores, como efetuam curas perispirituais, e como existem doentes necessitando dos primeiros socorros que são oferecidos pelos médiuns humildes! Muitos dirigentes deveriam prestar auxílio aos recém-desencarnados; eles, muitas vezes, necessitam do fluido do médium para aceitar o desencarne. Com isso, não devemos crer que são obsessores, e sim espíritos muito sofredores. Não me canso de dizer para vocês: vamos aproveitar os médiuns que dizem nada fazerem em um grupo mediúnico e agrupá-los, criando um grupo de cura perispiritual. No mundo moderno, desencarnam diariamente milhares de pessoas em condições precárias. Ajudemo-las. Espiritismo não é somente tratamento desobsessivo. Assim como auxiliamos encarnados em grupos de cura, também devemos recordar que a Espiritualidade luta para levar um doente aos seus hospitais, quando o desencarnado está apegado ao mundo físico. Mediunidade com Jesus é trabalho humilde.

Benigno, Carlos e Isaac dirigiram-se à farmácia do Centro e eu me ofereci para acompanhá-los. Lá, cada um deles examinava atentamente os medicamentos homeopáticos e notamos que eles gostariam que os encarregados do preparo dos remédios sempre fossem pessoas responsáveis. Encontrava-me louco para perguntar alguma coisa sobre a homeopatia, terapêutica médica que cresce cada vez mais. É sabido que os médicos desencarnados muito estudam sobre ela, principalmente se trabalham no receituário, atuando nos Centros Espíritas, ou ao lado de médicos homeopatas. Indaguei a Isaac por que a homeopatia é apreciada pelos espíritos.

— Sendo energia, age na energia de cada um — respondeu.

Estávamos ali conversando, quando chegou uma paciente com terrível dor de cabeça. O encarregado da farmácia, muito bem intuído por Carlos, deu-lhe um remédio que foi tomado ali mesmo. Ao ingeri-lo, foi transmitida a energia pelo nervo até o cérebro, e este respondeu, iniciando a melhora. Os médicos continuaram observando e eu feliz me senti por presenciar o alívio de uma dor. E aí pensei: "será que existe remédio para a saudade?" Nisso, Alice, que vinha nos chamar, captou meu pensamento, dizendo:

— Existe, sim, trabalho!

Os médicos riram do meu ar de espanto, mas logo completei:

— Se Audes Sulles reclama dessa doença, imaginem eu, um ser ainda tão pobre de elevação!

E recitei este soneto da nossa amiga:

"Saudade, dor dolorida
Que maltrata a gente
Fazendo-nos tão diferentes
Tornando amarga a vida.

Saudade, não és esquecida.
Como podemos ficar indiferentes?
Perto de ti somos carentes
Nossa alma se torna padecida.

Saudade, palavra pronunciada
E no meu coração guardada
Com lágrima e pranto.

Ontem, chorei de saudade.
Hoje, luto pela caridade
Indo de canto em canto."

Quando terminei, todos os meus amigos tinham os olhos marejados de lágrimas. Eles também sentiam saudades. Ainda recitei o final de outro soneto de Audes:

"Saudade, vai embora.
Precisamos consolar quem chora
Neste mundo de desilusões."

o O o

Alice enlaçou-me o ombro e nos retiramos, deixando os médicos ainda na farmácia. Enoque e vários do grupo nos aguardavam no pátio. Notei o nosso amigo preocupado, mas nada falei. Convidou-nos a acompanhá-lo. Saímos do Centro, dirigindo-nos rapidamente a um matagal onde dois jovens injetavam droga em suas veias. Enoque orava e foi-se aproximando dos dois, irradiando intensa luz, que ia pouco a pouco diminuindo a ação tóxica.

— É justo, Sara, Enoque se expor a tanto? perguntei.

Ela me respondeu com outra indagação:

— É justo deixarmos desencarnar duas crianças que ignoram a beleza da reencarnação?

Calei-me, mas, ao testemunhar a dor de Enoque, que se envolvia nas pesadas vibrações daqueles garotos, aproximei-me também, orando a Jesus, pedindo forças para todos os dominados. Recordei-me, então, de uma conferência, quando o nosso amigo Enoque, dissertando sobre a droga, mostrou o quanto é fraca a consciência de quem a consome. Sara, com seus aparelhos, captava as sensações daqueles dois dependentes e não compreendemos como um ser consciente pode tornar-se prisioneiro de algo que faz tanto mal! Eles se retorciam, pois já haviam recebido vários picos[32], a língua de um deles atingira um tamanho descomunal. Enoque prosseguia tentando ajudá-lo, mas logo notamos que a circulação sanguínea não estava suportando as toxinas já absorvidas, e o rompimento da vida física aconteceu de maneira violenta. O perispírito do irmão, com o impacto sofrido, atrofiou-se, ou melhor, encolheu. Diante de nós, não mais vimos o belo garoto de dezessete anos, mas sim um corpo enrugado como o de um ancião e tão sob o jugo carnal que se debatia como se o seu corpo ainda tivesse vida. Enoque, sem articular qualquer palavra, afastou-se, tristemente. O outro jovem não corria mais perigo. Nossos companheiros aplicavam passes no recém-desencarnado, porém, embora sofrendo sensações diferentes, não atinava com o seu desencarne. Imagine uma galinha morrendo quando lhe torcem o pescoço, pois era dessa maneira que jazia o jovem suicida. Por mais que lhe prestássemos assistência, não assimilava as emanações de amor que lhe ofertávamos.

De repente, distinguimos algumas vozes: eram os abutres da droga que se aproximavam. O semelhante atrai seu semelhante; eles vinham buscá-lo e nada podíamos fazer, porque ele não quis receber a luz da verdade e ainda desejava continuar sendo um dominado.

Compreendi, então, por que Enoque se retirara: é tão difícil presenciar alguém ser levado para o "inferno"por vontade própria!... Quantas vezes nós sofremos com aqueles que nos

---

32. Drogas injetáveis.

dizem amar, mas negligenciam o Evangelho de Jesus, usando o corpo como se ele não tivesse valor algum! Frequentam as reuniões das instituições religiosas para não ficar em casa, contudo, nada acrescentam de útil a suas vidas. Tristeza sentimos, sim, porque muitos, leitor amigo, brincam com o trabalho sério da Espiritualidade.

Enquanto nos retirávamos, olhei para trás: os vampiros cheiravam aqueles corpos, inalando a droga. O espírito do jovem recém-desencarnado gritava de desespero. Ia voltar para acudi-lo, mas Karina me deteve:

— Estás louco? Ninguém pode fazer nada, somente ele poderá deixar para trás o sofrimento.

Os gritos eram lancinantes. As feras, sem um mínimo de respeito ao pobre garoto, abusavam dele.

A vida é uma bênção, o livre-arbítrio uma lei muito respeitada por Deus. Portanto, cada um é dono da sua vida. Se hoje você está fazendo dela o que bem deseja, amanhã só você responderá por tudo. Podemos, todavia, alertá-lo:

"Cuidado, amigo, o retorno da roda pode deixar-nos de cabeça para baixo e até quando suportaremos tão difícil posição? Tenha fé e se domine, nada vale mais do que a paz da sua consciência."

Capítulo 19

SEDE DE FELICIDADE

Pensativo, distanciei-me do grupo. Alcançados por Enoque, permanecemos calados até que lhe ponderei:

— Enoque, estou percebendo que vem aumentando o número de viciados e são poucos os que não puxaram fumo ainda.

Enoque, olhando-me sério, concordou:

— Tens razão, muitos encarnados vivem à procura da liberdade, achando que o mundo os está asfixiando a cada dia e, nessa busca desenfreada, estão encontrando a morte. Quando somos dominados por alguém ou por algum vício, aos poucos ficamos enfraquecidos. Nascemos livres e qualquer opressão nos debilita. Ao despertar, o viciado se vê aniquilado; muitas vezes deseja libertar-se; por desconhecer a força do espírito, deixa-se ser levado, incapaz de lutar por si mesmo.

Ouvia o nosso amigo atentamente, quando me convidou a acompanhá-lo até um grupo de meninas e meninos que me deixou muito assustado. Consumiam a droga e o álcool e praticavam o sexo de maneira irracional. O apartamento de um deles era palco de um triste e barato espetáculo. Enoque, cercado de espíritos socorristas, tudo fazia por aqueles jovens tão longe de

Deus. Para maior assombro meu, reencontrei vários conhecidos. Senti vontade de chorar. Por que tem o homem tanta sede de divertimento? Por que ele não usa sua insatisfação em busca de causas nobres? Ficando cada vez mais apegado aos prazeres da carne, ele vai achando que tudo é normal e, imperceptivelmente, vai-se afundando no lodo da irresponsabilidade. Percebi Enoque dando assistência a uma garota que praticava atos não permitidos a mim narrar. Aproximei-me, ouvindo-a dizer:

— Preciso hoje tomar no cano[33].

Desesperei-me. Aquela garota a cada dia ficava mais dependente, mesmo recebendo orientação espiritual. Enoque esforçava-se para que ela não afundasse mais, porém em vão; ela procurava sempre o prazer momentâneo. Imperfeito como sou, falei a Enoque:

— Até quando você vai servir de babá para essa louca?

Enoque parou e sorriu para mim. Envergonhado, compreendi o que ele quis dizer-me: "até quando ela precisar de mim". Nisso, apareceram uns dois tabletes[34]. Todos demonstraram o maior contentamento.

Assim, ali permanecemos, o tempo suficiente para compreender a gravidade do momento atual. Ao deixar o local, vimos no estacionamento alguns jovens e deles nos aproximamos, ouvindo o que tramavam.

— Precisamos ripar[35] aquele carro ali — dizia um.

Enoque, num impulso, apenas os assustou, fazendo um pequeno barulho. Desconfiados, correram, voltando para o apartamento. Perguntei:

— Mas eles não são filhos de gente de posse?

33. Injetar droga na veia.
34. Tijolos de maconha.
35. Roubar.

— Sim, mas a droga é um *hobby* muito caro; quando consumida, leva o indivíduo à falência moral e monetária. É amante destruidora.

Tornamos a nos juntar aos outros; eles também haviam prestado ajuda a outros doentes e Alice me contou que haviam auxiliado um grupo de crianças que estava suicidando-se com loló e baseado.

— Qual a faixa etária?

— Doze anos.

— Quê? O que faziam eles?

— Simplesmente, usavam certos desodorantes misturados a outras substâncias e faziam vaquinha para comprar maconha.

— E vocês, como os socorreram?

— Somente aplicando passes, porém alguns passaram tão mal com a experiência da droga que precisaram receber assistência médica. Esses dificilmente se tornarão dependentes. O traficante, Luiz, fornece para iniciantes a bagana[36] e assim vão-se acostumando, por isso dificilmente alguns ficam só na maconha.

— Vocês tiveram muito trabalho?

— Sim, ser babá de criança não é fácil, principalmente criança querendo ser homem.

— Por que, meus amigos, o homem se entrega tão facilmente ao prazer momentâneo?

— Por não conhecer ainda o valor da vida. No dia em que ele se encontrar, não mais teremos corações chagados pela dor.

— É mesmo, amigo, nós trabalhamos, mas somente quem deseja ser ajudado sê-lo-á.

36. Cigarro feito com pequena quantidade de maconha, bem menor que a do baseado.

— Se o homem não procurar no Alto a sua meta, rastejará sempre no lodo do vício. A Terra ainda é um lugar onde procuramos a felicidade. Precisamos, e muito, de luz, porque os nossos olhos estão vendados para as belas coisas que Deus nos oferece, por serem muito simples. Um dia todos compreenderão isso.

— É mesmo. Quando estamos com sede, de nada vale o melhor uísque. Um dia todos chegarão a Deus.

Capítulo 20

O QG DAS TREVAS

Tentei fazer Enoque sorrir. Enlaçou-me o ombro e disse:

— Luiz, não me encontro tristonho, há muito aprendi a conviver com a mentira; não pense que fico magoado ao constatar o fato de que crianças já orientadas por mim estão entrando na cadeia do tóxico.

— Mas, amigo, por que você não lhes dá uma prensa?

— Respeito o livre-arbítrio. Quem deseja caminhar rastejando custará compreender a leveza da volição.

Nisso, Benigno veio chamar Enoque: alguém estava precisando de ajuda. Seguimos prontamente para o local e ficamos pasmados. O grupo das trevas cercava a casa onde se realizava o ritual de uma seita, com roda de coca. Pensei: "como entrar ali?" Enoque, num instante, convidou-nos a vestir as fantasias[37] características. No mesmo instante, Benigno apareceu como um boêmio carioca gozadíssimo, ele, que hoje é muito sisudo, e eu ri muito, sendo advertido.

— Por que a guarda na casa? perguntei, curioso, a Karina.

37. Esclarecimento sobre essas fantasias poderá ser encontrado no livro "Na Esperança de Uma Nova Vida", 4º volume da série Luiz Sérgio, Capítulo XII.

— Assim como os recantos iluminados são guardados dos ataques dos trevosos, esta seita também tem os seus guardiães, não sendo permitida a entrada dos irmãos do Cordeiro.

— Enoque — brinquei — você aqui vai-se dar bem, não é? Mesma filosofia!...

Ele sorriu, mas discordou:

— Engana-se, meu caro, minha filosofia não tem pátria, chama-se Amor.

Calei-me. Quem fala o que quer tem de aceitar qualquer resposta, e a do Enoque dá a cada um de nós a certeza de que só o Cristo é Caminho, Verdade e Vida.

Entramos. As pessoas nos pareciam anormais; umas em total *relax*, algumas falando sozinhas, outras tendo relação sexual sem o mínimo constrangimento, na frente da própria turma. Uma coisa de louco! Enoque, bem à vontade, colocou-se ao lado de um casal que ali fora à procura de emoção e, de maneira amiga, ficou conversando mentalmente com eles, notando-os assustados. Compreendendo o trabalho, também nós nos aproximamos do casal e eles, trêmulos, presenciavam o desrespeito ao espírito, já que este, mesmo sendo chama, quando encarnado liga-se ao aglomerado de matéria denominado corpo físico. Desejando atingir a plenitude espiritual, eles abusam da veste física; e o sexo, sublime órgão reprodutor, ali era usado vulgarmente. O sentimento é a energia que faz vibrar o ser no momento a dois; sem este néctar, a relação é fria e passageira, e ali era praticado selvagemente. Como pode uma seita dizer-se espiritualista e utilizar a matéria como alavanca para o espírito, quando este é que deve libertar-se de qualquer sensação da carne? Quem se serve da veste física sem equilíbrio, com muita dificuldade ver-se-á livre das sensações da carne. Os grandes mestres viveram além do corpo, porque as necessidades desse corpo eram controladas pela razão e pela moral. Todavia, desejar alcançar as alturas rastejando no pântano da dependência é jamais atingir a plenitude da liberdade.

Presenciei fatos que você, leitor, desconhece. Homens dominados por homens; seres munidos de inteligência voltando à era primitiva, arrastando-se no lodo da indecência. Meninas usadas de maneira cruel, o fim da esperança, pois ninguém sonha quando vive no pesadelo. Naquela bela mansão, uma organização das trevas havia fundado o seu quartel-general. Mais apavorado me senti ao verificar a presença de espíritos desencarnados usufruindo as mesmas sensações dos pervertidos sexuais.

Enoque já havia conseguido tirar um casal na hora máxima da rodada de cocaína. Todos, doidões, acomodaram-se, quando o chefe entrou na sala. Era uma figura muito estranha, acompanhada de uma legião de desencarnados tão vivos que vibraram com o tóxico e com as aberrações sexuais do grupo. Ali ele era o chefe desencarnado e tratava os espíritos pequenos com espora e chicote. Quando ele se aproximou de mim, confesso que gelei. Situação difícil. Olhando-me duramente, inquiriu:

— Por que está aqui sem fazer nada? Olha, tem muita gente devagar aqui. Cada vez que eles se entregam à orgia, somos fortalecidos pelo prazer.

Empurrou-me para junto de um jovem que meditava. Quase caí. O jovem não gostou. Falei-lhe:

— O chefão não está gostando de vê-lo aí parado, por que não se droga?

Ele abriu os olhos e me respondeu:

— Estou em outra.

Se pudesse eu o abraçaria, mas nada podia falhar. Enoque realizava um sério trabalho naquela casa onde o ser era ludibriado com falsas e bonitas palavras, onde o homem, para fugir de si mesmo, via-se aprisionado numa rede de necessidades. Enoque nos deu sinal para a nossa retirada e, quando o fazíamos, vimos Alice sendo levada por um dos espíritos protetores da seita. Ia voltar para salvá-la. Enoque segurou-me, dizendo:

— Cada um de vocês já possui maturidade para se ver livre dos trevosos.

— Confesso, Enoque, que se eu estivesse no lugar de Alice só faria gritar por socorro.

Enoque nada respondeu, mas voltou para buscá-la; Alice tinha um olhar estranho quando se juntou a nós.

— Ela pirou, Enoque?

— Não, Luiz, emocionou-se.

— O que você fez para libertá-la?

— Apenas a chamei mentalmente, porque estava sendo magnetizada por mentes terríveis, que desconfiaram que os Miosótis de Maria aqui se encontravam.

— Eles nos descobriram? Então estamos fritos!

— Pode-se considerar uma batata fritinha!

Fiquei feliz quando ganhamos o belo jardim da "casa do diabo"; nele haviam várias pessoas, todas elas apreciando a lua cheia, figuras estranhas, mas pelas quais o meu coração se encheu de ternura. Eram seres que estavam à procura da felicidade, porém esquecendo de buscá-la dentro de si mesmos. Os adeptos das seitas dominadoras são vítimas que merecem de nós muita prece.

Comecei a rir sem parar. Enoque, sério, demorou a compreender que eu ria do seu traje, ele, de veste colorida, era um péssimo ator. Se não fomos descobertos fora somente porque Maria orvalha os nossos passos com cânticos de amor e Jesus ilumina nossa jornada de trabalho com Sua presença irmã.

Assim, ganhamos a estrada, deixando para trás o covil de uma falsa doutrina e todos nós ouvimos, cabisbaixos, Enoque recitar a *Epístola de Paulo aos Romanos*, no seu Capítulo 2, versículos 12 a 24.

Capítulo 21

POCILGA DE DESENCARNADOS

Como existem ainda tantas pessoas na ignorância do que acontece ao seu redor! Quantos pais choram a perda dos filhos por julgá-los mortos, com saudade, quando aquele que desencarnou está vivo e crescendo a cada dia espiritualmente, ao passo que um bom número de jovens estão mortos por estarem prisioneiros de outras mentes. Falei a Carlos:

— Sabe, amigo, que me sinto feliz em trabalhar com uma equipe tão alegre e amiga? Não concebo o Espiritismo cavernoso, proibitivo, a ameaçar com umbral e obsessor. Admiro a Doutrina Espírita que ensina o homem a viver de maneira fraterna. Qualquer religião que deseja dominar, como dona da verdade, está longe do Evangelho de Jesus. A Doutrina é uma estrada onde o doente e o fraco se apoiam no companheiro, mas jamais é por ele carregado, porque cada um tem de lutar para progredir. O Pastor é Jesus e Ele não deixa ninguém para trás. Ameaças e sermões são palavras vazias. Hoje, o homem necessita de exemplos e a Doutrina nos oferece oportunidade de viver em trabalho constante, a favor do nosso crescimento e em prol da felicidade alheia.

— Tens razão, Luiz, tudo é progresso e no momento atual não podemos usar métodos ultrapassados, da época da Inquisição. O espírito deve ser alegre e repleto de esperança. Se o homem estiver sempre amedrontado, com receio de desencarnar e ir para o umbral, ou achando que a natureza não dá salto, acomodar-se-á com as imperfeições e continuará sem sonhos, acreditando que tem de pagar por tudo.

— É mesmo, amigo, muitos fatos são mal interpretados. Para mim, Doutrina Espírita é intercâmbio entre os dois mundos, verdade que nos orienta para alcançarmos a vida eterna. Ninguém tem o direito de abusar do dom desse intercâmbio. O mundo atravessa momentos de apreensão e a Doutrina é o Consolador Prometido. Não devemos nos esquecer disso. O ortodoxismo é contra Kardec, que disse ter o Espiritismo de progredir junto à Ciência. Se ontem as mesas "falavam", hoje milhares de espíritos ditam suas mensagens através de muitos médiuns.

Enoque aproximou-se, chamando-nos para uma tarefa e sem demora alcançamos um lugar, aqui mesmo, na crosta da Terra. A princípio nos pareceu um acampamento, contudo, à medida que nos aproximamos, fomos constatando que se tratava de um terreno baldio, onde vários dependentes da droga, desencarnados, viviam em estado lamentável, mas adorando ficar por ali, alimentando-se e vivendo como se ainda fossem encarnados. Confesso que fiquei assombrado, e quando Enoque procurou um dos homens, percebemos que eram ainda muito dependentes. Benigno me explicou tratar-se do tipo daqueles que participam de todas as festinhas de embalo e ali era o local onde eles viviam. No solo víamos grama, de aspecto queimado, dando a impressão de ser as baixas vibrações a sua causa. Era uma pocilga de desencarnados. Procurei crianças, e, graças a Deus, não as vi. Enoque mostrou-me uma garota de catorze anos, viciada em pico, em crise pela falta da droga. Os outros nem ligaram para o seu estado desesperador. Enoque conversou com Isaac e este, juntamente com os outros médicos, auxiliaram-na, retirando-a. Pedi para acompanhá-los, desejoso de assistir à desintoxicação, mas Enoque me mostrou que ali é que tínhamos serviço — muitos espíritos apresentavam-se completamente alienados. A droga ainda aprisionava em sua mão um espírito de seus cinquenta anos, sentado no chão, cabeça baixa. Acabara de receber uma dose de morfina através do braço de um encarnado. E procurei ver a cena: o espírito adere-se de tal maneira ao perispírito do dependente encarnado que este, ao tomar a dose, acha pouco e vai aumentando a quantidade. Aí, seu coração não aguenta. Geralmente, um dependente encarnado sustenta fisicamente dez desencarnados, essa é a causa do aumento do vício. Dificilmente quem começa na maconha só com ela fica. Tentei conversar com o espírito, mas ele não me ouviu, encontrava-se em outra.

— Não é possível isto existir. Por que eles não vão para a Espiritualidade?

— Porque aqui estão em contato direto com os encarnados, que os mantêm no vício.

Outro fato que me causou estranheza foi que muitos deles dormiam durante o dia e, nesse período, os encarnados viciados que também dormiam deslocavam-se pelo sono até aquele bizarro lugar, por estarem dependentes uns dos outros.

— Benigno, o viciado gosta de trocar o dia pela noite, não é?

— Em geral, é o que acontece.

Sei que dali Enoque conseguiu recolher quatro espíritos, porque estes se encontravam doentes.

— Por que a Espiritualidade Maior não vem aqui e acaba com isto, levando todos para os hospitais competentes? perguntei.

— Se fosse possível, Deus abrigaria todos em Seus braços amigos. Esquece, Luiz, que somos donos das nossas decisões?

— É mesmo, amigo! Vocês só puderam socorrer quem pedia ajuda.

— Podemos intuir o proprietário a vender o lote ou preparar o terreno para uma construção.

— E daí, eles temerão o trator?

— Sim, estão de tal maneira embrutecidos que não vivem independentes.

Saímos do Vale da Morte, deixando um mundo que o ser comprometido construiu com sua fraqueza e procuramos um hospital onde certa jovem acabara de dar à luz a um bebê que chorava muito. Enoque, aproximando-se, nele aplicou um passe e eu, ao fitá-lo, percebi que já nascera viciado. Contei o fato para Alice:

— É mesmo, Luiz? Será possível?

— Sim, respondeu Enoque, ele foi viciado pela própria mãe e hoje precisa da nossa ajuda para que o clínico descubra este triste fato que poderá levá-lo ao desencarne.

— Que garota irresponsável! — falei. Merecia umas boas palmadas!

Todos me olharam assustados, mas não me envergonhei e nem me arrependi. Uma mulher que não sabe ser mãe é triste demais! O que espera da vida? Só drogar-se? Não sei. No entanto, chorei muito no momento em que, intuídos por nós, os médicos descobriram o porquê das convulsões do bebê e lhe aplicaram uma injeção sedativa. Senti-me condoído por aquele espírito que pedira para vir à Terra prestar exame e que era maltratado por muitos egoístas, que diziam estar curtindo a vida. O bebê, roxo de tanto gritar, foi ficando quieto. Nós, que presenciamos a cena, defrontamo-nos com outra bem lamentável: a jovem, na ausência dos médicos encarnados, acendera tranquilamente o baseado, sem respeitar a criança ao seu lado, que agora dormia por haver recebido o que precisava. A consciência é um riacho onde muitos estão jogando seus detritos. Queira Deus que o remorso não chegue tarde demais. Eu oro pela paz desses desesperados.

Capítulo 22

MAIS UMA VÍTIMA

Saí de perto dos outros sem conter minha tristeza. É difícil para um espírito recém-desencarnado divisar diante de si a Terra com suas violências, principalmente quando nela encontramos muitas pessoas que amamos, desvalorizando a encarnação presente. Não sei quanto tempo ali fiquei, sendo despertado por Karina.

— Luiz Sérgio, você nos acompanha?

— Sim, querida irmã. Aonde iremos?

— Enoque ainda não determinou.

Fomos até ele e quando nos viu, sorrindo-me, interrogou:

— Frade, o que está acontecendo? Ainda não te acostumaste?

— Confesso, Enoque, que a cada dia fico mais preocupado; o homem está correndo atrás de algo que nem ele sabe o que é. Enquanto não encontra, vive batendo a cabeça nas pedras da dor.

— Tens razão, Luiz, e o problema não é só dos jovens; hoje em dia existem muitos coroas "viajando".

Dali saímos, dirigindo-nos a um colégio e à medida que nos aproximávamos íamos percebendo a vibração pesada. Um encarnado talvez quase nada notasse, porém, atento, veria muitos jovens, já cedo, drogados. Tentávamos impedi-los de entrar nessa, mas confesso que ali muito pouco pudemos fazer. Vimos um garoto de doze anos que era vapor[38]. Com que desembaraço ele passava a droga! Enoque aproximou-se. Notamos por sua expressão que algo acontecia ao garoto, pois o medo tomou conta dele. Olhava assustado para todos os lados e foi nesse momento que a polícia o pegou. Uma correria. Todos alarmados. Droga jogada fora para não haver flagrante. O garoto, desesperado, gritava pelos pais. Os policiais o revistaram e com que carinho Enoque o livrou de ser flagrado como traficante. Ele foi detido como dependente. Como chorava! E eu com ele, até que o Carlos me chamou à realidade.

— Luiz, esse menino foi salvo, porém, com essa idade, já iniciado no vício através do tráfico, logo entrará na heroína. Esses casos são terríveis. Eles passam cada vez mais a droga, para também se abastecerem.

Foi um alvoroço no colégio. Os professores não acreditaram que aquele garoto fosse viciado nem desconfiavam que já era um astuto traficante. Os nossos médicos ali ficaram, pois muitos garotos precisavam de ajuda. Eu, Enoque, Karina e Alice nos dirigimos ao Distrito Policial, onde o menino seria interrogado. Não demoraram a chegar os pais que, furiosos, acompanhados de advogado, tachavam a polícia de injusta. Não sabiam que aquele aperto seria ótimo para o menino. A mãe, abraçada ao filho, chorava bastante. Eu já estava desanimando, quando o pai se aproximou com fisionomia fechada, após uma conversa com o policial, e disse:

— Hoje eu te tiro daqui, mas da próxima vez te deixarei preso. Sei que a polícia está certa, vou cumprir com a minha obrigação de pai, mas, se eu aqui for chamado novamente, direi: não conheço este cidadão, o meu filho está morto!

---

38. Traficante de pequenas quantidades de droga.

A mãe olhou para o marido, furiosa, mas eu o abracei. Aquelas duras palavras seriam ótimas para aquele fedelho. E assim nós os vimos voltar para casa e tenho a certeza de que este garoto tudo fará para deixar a droga pela vergonha que passou. Além do mais, percebi que o pai tudo faria para ajudá-lo. Muitos outros ali estavam; uns, bem jovens, outros, bem experientes, mas perto deles nós nem chegamos, porque outra turma tentaria mostrar-lhes Jesus.

— Será que o menino vai sarar? perguntei a Enoque.

— Acho que sim, ele está arrasado.

— Quer dizer que uma cadeiazinha de vez em quando até que faz bem, não é?

— Quando o jovem tem caráter, sim. Caso contrário, começará a fazer turismo nas delegacias, principalmente se os pais o defenderem, sempre julgando-o inocente e injustiçado.

— Mas, Enoque, você mesmo diz que os jovens estão sem amor!...

— Sim, Luiz, a cada dia presenciamos os casais tratarem seus filhos de maneira muito cômoda. As crianças quase já nascem nas creches, mas nem por isso devem ser esquecidas. Vemos casais reclamando porque nos fins-de-semana as crianças estão em casa. Deviam procurar um divertimento para toda a família. Hoje em dia os filhos estão sendo criados sem amor e quem prescinde desse fortificante? A primeira turma que lhes oferecer atenção fará deles prisioneiros. Aos pais que ficam longe dos filhos, diremos: "Nas poucas horas de convívio, não queiram compensar as de separação. Seu filho precisa ser educado e só o amor disciplinado o faz. Presenteá-lo com jogos eletrônicos e passeios internacionais nada irá resolver. Seus filhos necessitam do seu exemplo e nós esperamos que sejam homens que cumpram com o dever de chefes de família."

— Enoque, nós, que trabalhamos nesse setor de auxílio aos jovens, temos presenciado mães serem agredidas pelos filhos, que as chamam de ignorantes. Qual é a causa?

— Fraqueza dos próprios pais que estão falhando como educadores. Não é a passividade que vai fazer com que os filhos os amem. O respeito se consegue através da coragem, da verdade e da disciplina. Ninguém conquista o outro com mentiras e fraquezas. Eu sempre digo: não mintam para seus filhos, muitas crianças aprendem a mentir com os pais.

— Como é difícil educar um filho!

— Sim, é muito difícil educar alguém, porque poucos são educados.

— E essas mães que brigam com vizinhos por causa dos filhos, embora os conhecendo bem, sabendo-os insuportáveis?

— A criança normal, às vezes, também se excede e perturba os adultos. Muitas vezes trata-se de fatos normais. Existem crianças que praticam atos de vandalismo, e os pais que os acobertam estão doentes e são irresponsáveis, porque, se Deus colocou um ser em seus braços para ser educado, é porque ele necessita dessa educação. Negligenciá-la é jogar o filho na escola do mundo e esta é cruel por demais, porque bate, mata e aleija sem piedade. Portanto, se o filho aborrece o vizinho, não tenha orgulho, vá até ele e peça desculpas; eduque o seu filho, ele precisa relacionar-se com a sociedade, porque faz parte dela, mesmo ainda sendo bem pequeno. Se a vizinha vier reclamar e você achar que ela não gosta do seu filho, não se altere, procure a razão de tudo e você a encontrará. Hoje você pode brigar com a rua toda, mas amanhã você não poderá ir contra as leis da sociedade. Comece hoje mesmo a mostrar ao seu filho o valor do caráter. Disse-me-disse de vizinhos faz muito mal para a educação de uma criança, principalmente se ela é agressiva e mal educada.

— Não é fácil ter a responsabilidade de um lar, não é mesmo, Enoque?

Ele apenas sorriu.

Nesse momento fomos chamados; algo sério acontecia em um apartamento e para lá nos dirigimos. As acomodações eram bem pequenas. Quatro jovens se drogavam. Sentados no chão, aplicavam pico. A cena deprimente de sempre. Um deles, muito magro, olhar profundo, sem camisa, era de quem precisávamos cuidar. Este jovem viera à Terra em tarefa e a cada dia se entregava mais ao vício, já sendo dependente da heroína. Deitou-se no chão, retorcendo-se.

— Por que, Enoque, ele está assim?

— Espere um pouco.

Não aguentando mais, Leandro procurou os objetos: seringa e colher. Esquentou a heroína e se picou. Ficou imóvel, como fora de si. Tentamos reanimá-lo, mas pouco a pouco foi como que adormecendo, olhar perdido no tempo. Era mais uma vítima da droga. Enoque, muito triste, lamentou:

— A heroína interrompe mais uma encarnação. Chegamos tarde, muito tarde!...

Capítulo 23

TRISTES REALIDADES

O corpo do jovem continuava estirado no chão, ainda com a seringa no braço. Quando os outros três perceberam que Leandro não estava bem, jogaram água em seu rosto. Pobres coitados! Não queriam enfrentar a realidade: era mais um deles que deixava o corpo físico violentamente.

Isaac interrompeu nosso silêncio:

— A carne é um fardo de prazer ou de dor. Se o espírito que dela se utiliza não for forte, ver-se-á prisioneiro das suas necessidades, e só dará conta disso se acontecer deixá-la, por mau uso.

E aquele jovem, chamado Leandro, à nossa frente, sofria agora como espírito. Sua viagem custou-lhe muito caro. Terá de pagar ceitil por ceitil a negligência para com a sua indumentária física, que ali se debatia repleta de fluidos vitais. Seu espírito, completamente dementado, era sugado por entidades ainda dependentes da droga que, coladas a ele, pareciam urubus na carniça. Enoque interveio com a sua experiência, dando alívio ao espírito de Leandro que, asfixiado, tentava livrar-se dos verdugos. A *overdose* é tão forte que faz com que o espírito demore muito a sair do torpor. Leandro, ao injetar a droga em seu organismo, rompeu o cordão fluídico bruscamente. O abalo se compara a uma queda do décimo sexto andar de um edifício. O cordão fluídico que liga o perispírito ao corpo é estraçalhado, portanto, se o corpo físico sofre violência, mais ainda o perispírito.

Leandro, um jovem que tinha pela frente sessenta e oito anos a serem vividos, agora jazia diante de nós, lutando para compreender por que o prazer sonhado com a droga não se estava completando. Tentou buscar a seringa para nova dose, porém suas mãos não lhe obedeciam. Pensou: "deixei a seringa no braço e o sangue coagulou na agulha. Por isso não consigo retirá-la." No mesmo instante em que tinha idéias precisas, divagava. Ia-me retirar, todavia Alice me deteve:

— Vamos, Luiz, até o fim. O leitor precisa saber de tudo, principalmente aqueles que desconhecem o mundo de hoje, isolados em seus lares, sem enxergar ao seu redor o quadro inquietante e cruel dos drogados.

— Então vamos socorrê-lo?

— Não, Luiz, Enoque não pode retirá-lo agora daqui: só iremos aplicar-lhe passes e dispersar os espíritos doentes que estão querendo aproveitar-se dele. O socorro far-se-á mais tarde.

Enoque empregou alguns métodos de assistência a esses casos, porém, o espírito de Leandro ia tornando-se lodoso, fisionomia de desespero; seu cérebro, enegrecido, falhava a cada minuto, transformando-o em um ser mentalmente desequilibrado.

— Enoque — perguntei — se Leandro, ao tomar as picadas, teve desencarnação violenta, por que ainda tem o perispírito preso ao corpo físico?

— Rompeu-se a ligação corpo físico-perispírito, mas não totalmente. Se você examinar melhor, notará que o cordão se esgarçou, mas permanece ligado ao corpo. Ele ainda vai penar muito para libertar-se.

— Meu Deus, não me diga que sentirá o frio da geladeira do IML, o velório com velas queimando e a prisão no túmulo?

— Sim, Luiz, agora ele vai iniciar o processo de desencarne lento. É como um parto difícil, no qual o feto sofre e muito.

— Não podemos ajudá-lo? indaguei ao Carlos.

— Infelizmente, só Leandro poderá cuidar de si. Ele é o dono dos seus corpos e precisa aprender a respeitá-los.

Ainda olhei para trás. O espírito de Leandro se debatia junto ao corpo cadavérico, no qual os hematomas das picadas transformaram-se em nódoas marcantes no perispírito.

— O que podemos fazer para alertar alguém que hoje se inicia no vício?

— Confesso que não sei — respondeu Enoque. Ontem, eu julgava que aconselhando bastante seria o suficiente, mas muitos jovens que tiveram contato comigo, aos quais apresentei o Evangelho de Jesus e que diziam me amar, tiveram a coragem de procurar na droga o seu mundo, deixando tudo para trás, e ainda dizendo que eu nada sei, que exagero quando digo que o lança é nocivo ao cérebro e ao coração; que a loló — mistura caseira — é o começo de uma longa estrada de tombos e desrespeito a si próprio; que não estou com a razão; que qualquer droga é um barato. Portanto, Luiz, se os próprios jovens que vivem na Doutrina e leem os livros espíritas ainda procuram prazer no tóxico, que podemos esperar dos outros?

— Sinto-o cansado, ou melhor, desiludido, Enoque.

— Não, meu amigo, apenas realista. Se antes, ao abraçar um jovem, eu julgava que lhe indicando o caminho ele teria coragem de caminhar, hoje, bem mais vivido, sei que ele só irá ao encontro de Jesus se de fato o desejar. Estamos sempre ao lado dos que precisam, mas não podemos realizar milagres.

Só não entrará na droga quem tiver força para dizer "não". Atualmente, muitas meninas pegam droga, não só os rapazes.

Assim falando, afastou-se de Leandro, e nós o acompanhamos. Íamos socorrer uma mulher que gritava desesperadamente: o filho, desejando drogar-se, apertava a garganta da mãe, exigindo que lhe desse dinheiro para adquirir a droga. Um quadro constrangedor. Quebrando tudo na casa, gritava como bicho. As irmãs já haviam apanhado, agora ele tentava matar a mãe. Enoque enlaçou-o com vibrações e ele foi afrouxando as mãos. A pobre senhora, apavorada, saiu correndo pedindo ajuda. E ali, ao lado daquele doente, assisti com que desespero a equipe médica tentava evitar uma tragédia. O dependente sem a droga tem a sua mente bloqueada, ficando fora de si, e, nesse estado, muitos têm assassinado os pais, os amigos e causado outros malefícios. O delírio é tamanho que são transformados em monstros. Nada lhes interessa nesse momento, só a sua dose. Sara ligou um dos seus aparelhos e vimos as células nervosas do garoto: nem pareciam ser as de uma criatura humana. A dependência é tanta que o viciado só ama o seu vício. Ele não considera pais, irmãos, amigos nem namoradas. Portanto, são uns mortos-vivos. O ideal de sua vida se resume a seringas descartáveis, rodadas de coca e noitadas de embalo. Eles não têm tempo de olhar a fisionomia dos pais, já cansados das lutas da vida; não amam a pátria, porque em suas mentes a bandeira do país é escura; não sabem o que se passa na política, no esporte e nas artes; se sabem, não participam, porque são doentes, prisioneiros do vício.

A mãe, com a cena apresentada pelo filho, sentiu-se mal, pediu socorro à vizinha, mas ainda defendeu o garoto.

Outros casos graves já presenciamos e ninguém ficou sabendo. Um viciado matou a mãe, apenas porque queria dinheiro. Você, leitor, muitas vezes, ao ler este livro, irá dizer: "os raiozinhos de sol exageram!" Mas é a pura verdade. Presenciamos muitos irmãos nossos sofrendo; uns, trapos humanos, outros, por sentirem o fracasso dos seus entes queridos. As clínicas psiquiátricas estão repletas de pais que levam seus filhos abobalhados para tratamento, com esperança de vê-los recuperados. Existe tudo isso ao redor de cada um de nós, como o caso desta mãe, quase estrangulada pelo filho e depois acometida de um ataque cardíaco, e muito mais. Há dias fomos socorrer também uma senhora baleada pelo filho, porque lhe negara dinheiro para comprar droga. Outras mães e pais são levados ao desespero. Muitas mães, por maldade e loucura dos filhos doidões, são obrigadas a se drogar. É uma realidade dura de enfrentar, mas que não pode ser ignorada por todos. Se nos uníssemos em uma só prece de amor, teríamos soluções para tanta desventura.

Capítulo 24

INÚTIL PROCURA

Sara e Karina dialogavam e interferi na conversa. Dizia Sara:

— Ninguém pode imaginar os dramas provocados pela droga. Em certas cidades ela está tão livre que se fuma abertamente. A droga é oferecida como se fosse cigarro comum.

— E as autoridades, por que se omitem?

— Elas não se omitem, Luiz, mas o consumo está ficando tão grande que se torna quase impossível contê-lo.

— Meu Deus, até quando iremos presenciar a juventude sendo corroída por um vício?

— Poucos hoje não usam droga e a cocaína está-se infiltrando no mercado, tornando-se a causa do aumento dos roubos. Quem é rico pode manter o vício caro da coca, mas quem não tem condição apela para meios mais fáceis e aí inicia a depenar carros ou puxá-los.

Enoque juntou-se a nós. Senti que ele estava preocupado, mas nada perguntei. Foi então que nos convidou a irmos mais adiante, onde um grupo se reunia em uma festinha. O lugar era muito bonito, a grama bem verdinha, flores, enfim, um belo jardim. Admirando-o, pude notar que vários casais conversavam. Meninas lindíssimas, desde quinze anos de idade, ali estavam. Mas, à medida que foi passando o tempo, pude observar a desmoralização da mulher: as jovens se abraçavam ora com um, ora com outro, sem o mínimo constrangimento. Ali ficamos, tentando ajudá-las, mas a cada momento crescia o desrespeito à alma. Seguimos Enoque. Uma garota conversava com o namorado e notamos que o jovem só desejava aproveitar-se do corpo da menina. Karina tentava fazer a garota compreender o valor do relacionamento homem-mulher. A conversa do rapaz era insistente, pois desejava de maneira grotesca conquistar a garota, utilizando até ameaças.

— Se você não quiser ser minha, eu me mando!

A menina, ingênua, estava quase cedendo. Enoque foi-se retirando. Aproximei-me do rapaz e ele sentiu um arrepio. Falou, então, para a garota:

— Veja, estou ficando nervoso. Você está me desequilibrando!

Continuei me acercando dele. Sara, apreensiva, não me aprovara. Karina me chamou, dizendo.

— Luiz, vamos com calma.

Eu pedia tanto a Maria de Nazaré que o fizesse desistir da agressão, que ele se levantou, cambaleante, dizendo estar-se sentindo mal. A garota, toda apaixonada, amparava-o. Ele dizia:

— Gozado, só bebi um copo de vinho e me sinto com náuseas e tontura. Preciso ir ao médico.

E eu ali colado com ele. Qual foi a minha surpresa quando ele enlaçou a menina, dizendo:

— Hoje eu vi que te amo. Não adianta eu ficar forçando a barra, estou sendo muito burro. Fica comigo, sim?

Sara e Karina, que estavam assustadas, sorriram contentes, e eu aí me dei pela coisa: será que era lícito tal atitude minha? Esperava pelas consequências, mas me sentia feliz. A garota, mesmo amando o rapaz, não conseguiria ficar em paz se fosse violentada.

— Karina, o que está acontecendo com as jovens?

— Não sei, mas que elas estão-se vendendo muito barato, isso estão.

— Veja quantos casos nós presenciamos de meninas sendo usadas por simples capricho. E elas se dizendo liberadas!... Que liberdade é essa que torna o ser prisioneiro de si mesmo?

— Luiz, a liberdade sexual é um fato. O que ontem era tabu, hoje a sociedade aceita livremente.

— Certo, Karina, mas isso se o ser se sentisse livre. Mas nós, que trabalhamos com os jovens, bem sabemos que poucas meninas encaram com naturalidade a situação que vivenciam. E a cada romance vem o medo de serem repudiadas ou mal compreendidas. Uma mulher, para assumir a liberação, precisa estar financeiramente segura, possuir dignidade, não ficar esperando casamento. A mulher ainda não conseguiu impor-se como espírito; julgando-se emancipada, ela está cada vez mais se desvalorizando ao tentar igualar-se ao homem no ponto em que ele mais falha: o sexo. Uma mulher inteligente é dona do seu corpo, ela não o coloca na vitrina da vida, para ser remarcado em liquidações constantes. O ser que não se respeita não é respeitado. Portanto, a liberdade do espírito só é conseguida se compreendermos melhor o amor e por ele lutarmos.

Karina e Sara me ouviam em silêncio, quando Benigno chegou, narrando-nos o atendimento a um casal. O jovem se picara e tentava convencer a garota, já viciada em maconha, a fazer o mesmo. Ele e Isaac tentaram de todas as maneiras evitar o fato.

— E conseguiram?

— Sim, graças a Deus. Enoque levou até eles o irmão da menina, também viciado, mas que hoje evitou a iniciação da jovem no pico.

— Você diz hoje, então amanhã ela poderá entrar nessa?

— Vamos orar para ver se a família consegue despertar e nos ajudar.

— Desculpe-me, mas existem muitos pais adormecidos, principalmente os dessas meninas. Será que eles não percebem o drama que elas vivem? E essas festas em casas de família, onde a droga, o sexo e a bebida correm soltos?

Retiramo-nos e ainda olhei para trás. Um quadro muito triste, composto de meninas e garotas brincando de amar, por falta de conhecimento deste sublime sentimento que fez Deus criar o Universo, dando vida aos seres: o amor — sentimento que jamais se extingue, quando é nascido de uma fonte de respeito, pura e cristalina.

Andamos apenas alguns quarteirões, e já nos aproximávamos de outro local. Lá, encontramos vários jovens, filhos de pais espíritas, muitos deles nossos conhecidos. Fiquei bastante preocupado. Estes jovens, mesmo já tendo noções da Doutrina, estão levando uma vida igual aos outros, que desconhecem a imortalidade da alma. Vi meninas puxando fumo e uma delas, muito apreensiva, julgando-se grávida. E o namorado, na dele, cheio de tóxico, alheio ao drama do medo que a garota estava vivendo. Todos eles conversavam sobre sexo e droga, misturando na conversa filosofia oriental, Espiritismo e outras seitas — uma salada bastante apimentada. Assustei-me.

— Por que o susto? perguntou-me Enoque. Eles estão tentando sair da lama em que entraram. Muitas vezes o homem necessita cair para levantar-se; o mais certo seria aprender sem apanhar. Este grupo se julgou apto a entender todas as filosofias da vida, fugindo dos ensinamentos do Cristo, que conduzem o ser à humildade, sem perda do seu universo íntimo.

Alice perguntou a Enoque:

— Eles são espiritualistas?

— Não, eles são eles mesmos. Não vamos confundir religião com fraqueza de caráter.

— Mas eles se julgam como tais!...

— Sim, mas muito afastados dos preceitos evangélicos. Chegaram à fonte, mas ainda não souberam a maneira certa de beber a água pura do conhecimento. Esses jovens, ao adentrar a Casa Espírita, em companhia de seus pais, ou sozinhos, entusiasmaram-se por demais e se julgaram donos da verdade. Iniciaram a busca de conhecimento e os livros eram lidos sem critério; assistiam a todos os encontros espiritualistas. Essas mentes, ainda enfraquecidas por quedas pretéritas, viram-se adultas de repente. E então, a Doutrina Espírita foi colocada de lado.

— Enoque, quando encarnado você nasceu no Oriente, e vejo esses jovens fascinados por tudo o que se refere às coisas orientais...

— Meus amigos, se cada ser procurasse olhar ao seu redor, descobriria a cultura do seu próprio povo e com ele, junto a ele, encontraria a resposta para as suas indagações. Buscar no velho Oriente a fuga para suas neuroses é afundar-se nelas. Não se aprende uma filosofia milenar apenas com alguns estudos ministrados precariamente. Além disso, se você nasceu no Ocidente, procure aprofundar-se na sua cultura, porque há dificuldade de nos adaptarmos a novos costumes sem estarmos lado a lado com o seu povo, principalmente os mais sábios. Existe muita mistificação por aí; repare que muitos médiuns só dizem receber espíritos orientais com turbantes e pedras preciosas. Mas os trabalhadores da Falange de Maria jamais usariam esses trajes, pois iriam contra a simplicidade do nosso trabalho junto aos maltrapilhos. Os orientais da Universidade Maria de Nazaré respeitam o Evangelho de Jesus e batalham pela Doutrina Espírita, na qual a Verdade é o Caminho da Vida. Esses jovens, que ainda se encontram sem rumo, devem primeiro procurar conhecer as obras básicas para depois decidir se são espíritas ou espiritualistas, porque, se continuarem a viver nessa mistura, logo estarão loucos, como levados foram ontem à loucura. Vejam o quadro à nossa frente: meninos ainda e já desiludidos da vida, e outros completamente sem rumo. A Doutrina não lhes oferece os elementos que eles desejam. Ela é muito sublime para uma mente materialista compreender de pronto. Sempre dizemos: é preferível ser um bom católico, um bom iogue, a ser um péssimo espírita, pois a responsabilidade é bem maior. O espírita deve estar ciente de que ele chegou até a biblioteca divina e diante dele surgiram todas as realidades, que no ontem eram encobertas pelo véu da letra. Chegar ao tesouro e proceder como pirata é prender-se nas grades da obsessão. Considero muito sério o caminho espírita; se desejarmos desvirtuar os seus ensinamentos, devemos estar preparados para os desequilíbrios que ocorrerão em nós.

— Puxa, Enoque, dá pena ver essas crianças procurando não sabemos o quê.

— Muitos deles terão a chance de se reequilibrar, mas está neles a cura. Se continuarem presos no misticismo, apegados aos símbolos, dificilmente se verão livres da própria mente.

— E isso ainda se dá entre as pessoas que estudam a Doutrina?

— A leitura também precisa de orientação, porque é muito perigoso desejar se aprofundar em bases alheias à doutrina que dizemos professar.

— Não é bom, Enoque, ler de tudo e depois tirar a média?

— Isso se você já tiver um alicerce de fé bem firme, senão ver-se-á alienado, sem saber que direção tomar.

— Eu prefiro ficar com Deus, as Suas leis são sábias. Dizia-me um amigo: que queimem todos os livros, até as Escrituras, mas quem irá me convencer de que o homem seja capaz de dar vida a um ser, colorir a natureza? Só Ele, o Pai de tudo e de todos, só Ele tem o poder de guiar; portanto, se nós O respeitamos, respeitados sempre seremos.

Assim, deixamos aquele grupo de jovens que se encontravam à procura de um ídolo, esquecidos de procurar em si mesmos o maior deles: Deus.

Capítulo 25

UMA FAMÍLIA SEM CRISTO

Nosso grupo, orientado por Enoque, pôs-se a caminho de um colégio, onde se realizava uma festa. Lá chegando, sentimos a beleza da juventude, com suas risadas e alegrias. Muitos daqueles jovens nem por um momento imaginavam que um dia viessem a envelhecer. Brincavam com a vida. Aproximamo-nos de uma garota de seus quatorze anos, que narrava para as colegas o seu drama: não suportava a mãe e estava louca para sair de casa. Ouvimo-la contar suas brigas familiares, mas o namoradinho se aproximou e os dois se afastaram. Nós os acompanhamos e de repente estávamos diante de dois jovens puxando fumo. Confesso que eu não via motivo para um grupo ficar ali assistindo a cena tão rotineira, e de braços cruzados. Enoque aplicava passes nos dois. Eu lhe perguntei o que pretendia fazer em favor do casal.

— Luiz — explicou — esta garota é adotada, e há pouco tempo descobriu o fato. Como todos nós somos velhos espíritos, na presente encarnação a garota foi rejeitada no ventre e esta rejeição a marcou tanto que transferiu o ódio para a mãe adotiva, vendo nela a mulher que não a soube amar. Desconta na única amiga que tem — a mãe — as suas neuroses, chegando a agredi-la fisicamente, como se fosse a mulher que ela não perdoa.

— Por que a mãe adotiva não contou tudo?

— O certo é contar quando em criança, porém, mesmo sabendo, os adotados geralmente são agressivos, precisando muito de amor e carinho.

— Enoque, então não é bom adotar uma criança?

— Isto é uma bênção, mas desde que os pais o façam conscientes de que ali está um ser em evolução e não bonecos para serem admirados pelos amigos e parentes. Muitos casais adotam pensando salvar casamento e uma criança nessa casa não vai encontrar um lar. Será tão infeliz como se vivesse na sarjeta. Para adotar uma criança, a mulher precisa ser equilibrada e corajosa, não ficar fazendo cobranças de um ser ainda fraco com frases como esta: "eu te criei e não és reconhecido". Os filhos de carne são carne, os filhos do espírito são eternos, mas a encarnação nos oferece a oportunidade de todos nos tornarmos irmãos.

Quando a garota se propôs a voltar ao seu lar, eu, Enoque, Karina e Alice a acompanhamos, deixando os outros em trabalho no colégio, e não era pouco: ali a coca já estava fazendo suas vítimas. Ao chegarmos à casa de Soraia, encontramos sua mãe na cozinha. A garota, mesmo vendo a senhora muito atarefada, rumou ao seu quarto para ouvir música, sem dar importância à mãe. E nos poucos momentos em que se dirigiu a ela foi gritando, chamando-a de imbecil, de ignorante e de louca. A senhora, ainda jovem, tudo fazia para agradar a filha e esta chegou a dizer que sentia vergonha da mãe. Virei-me para Karina e desabafei:

— Mas também esta senhora não sabe educar!... Será que ela está confundindo amor com covardia?

Nem terminei de falar e a garota voou para cima da mãe, enfurecida, porque lhe fora pedido que baixasse o som. Chegou mesmo a empurrá-la. Carolina indignou-se, mas não agrediu a filha. Por mais que tentássemos acalmar Soraia, ela e seus amigos desencarnados transformaram a vida de Carolina em um inferno. Perguntei a Alice:

— Por que ela não conversa com a garota?

— É, Luiz, muitas vezes nós não estamos preparados para assumir compromissos e não sabemos como executá-los; o compromisso materno exige da mulher muita força.

Ali ficamos, tentando fazer Soraia ter um gesto de amor por Carolina, mas esta continuava a dizer, gritando, que odiava a mãe e sentia vergonha dela.

— Como vai acabar esta história?

— Muito fácil, Karina, Soraia vai apanhar da vida de uma maneira violenta. Já está-se preparando: a droga — o primeiro passo; depois as chicotadas da dor a farão refletir melhor e ela verá que não existem braços mais amigos do que os dos nossos pais, adotivos ou verdadeiros.

Alcançamos a porta, entretanto tivemos de voltar: a garota agora agredia a mãe de forma cruel. Por muito tempo ali permanecemos, procurando reequilibrar aquele lar e, ao sairmos, oramos por todos os lares, principalmente aqueles que hoje vivem em grande desespero, lares onde mulheres são agredidas por covardes maridos e filhos, lares onde crianças são abandonadas mesmo vivendo em belos palacetes. Sinto que a cada passo o homem foge de Jesus, ignorando-O. Por isso a vida está ficando violenta, uma batalha de cegos, na qual homens endurecidos pela matéria correm atrás do ouro, afastando-se da verdade e da fé. Naquele lar confortável, uma garota fora recolhida por misericórdia e cuspia naquele rosto cansado pelas noites de insônia, por tantos cuidados a ela dispensados. Era uma criança ainda e já carregava tanto ódio no coração! Triste realidade a que nós, espíritos, presenciamos com freqüência cada vez maior. Os jovens, desconhecendo o valor da vida, morrem no mar da ignorância.

Vendo-me calado, Karina falou-me:

— Luiz, os pais também são culpados. Dão a impressão de que temem os filhos; estes são criados sem orientação alguma, não aprendem a respeitar os mais velhos, não conhecem o Evangelho vivo de Jesus. São criados para vencer na vida e não para vencer a si próprios. Percebeste o conforto do quarto daquela menina? O luxo ali impera, ela foi criada para obter tudo o que deseja e assim está levando a existência.

— Tem razão, os pais estão jogando os filhos para o abismo, criando um mundo no qual eles não precisam lutar para obter o que almejam, pois fazem tudo por eles.

Confesso que naquele lar aprendi muito sobre a família e dei graças ao Senhor pela família cristã que ensina o filho a se respeitar, para ser respeitado pela sociedade.

Capítulo 26

PRISIONEIROS SEM GRADES

Benigno dirigiu-se a mim, convidando-me a acompanhá-lo. Despedi-me dos outros e me juntei à equipe que visitaria um hospital. De início, fiquei preocupado, mas logo que chegamos procurei aproveitar os ensinamentos. Benigno aproximou-se de uma garota que se mirava no espelho e ajeitava os cabelos. Junto a ela, vários companheiros desencarnados inseparáveis.

— Por que nós não os separamos, Isaac?

— Luiz, aqui vimos para prestar ajuda, não podendo interferir na vontade de ninguém.

No instante em que os médicos chegaram à porta, os obsessores se retiraram, assustados, sem compreenderem o que estava ocorrendo. Notei algumas entidades com aparência bem velha. Carlos, sorrindo, esclareceu:

— Não somente os jovens hoje procuram o fumo, no idoso o vício é mais dominador.

— É mesmo?

Benigno examinou a jovem e notamos a sua mente como que adormecida. A medida que os médicos a tratavam, víamos a alegria incontida de uma entidade que se aproximava e indaguei-lhe:

— É sua conhecida?

— Sim, é minha filha! Quando desencarnei deixei-a com cinco anos. Criada pela madrasta, nunca se entenderam bem e na primeira oportunidade colocou-se à frente de grupos os quais poderia liderar. Foi mudando de colégio, sem se deter em nenhum. O pai, mais preocupado com os filhos da segunda mulher, foi deixando Elaine tudo fazer e assim a minha menina afundou-se no vício da droga e do sexo.

— E a irmã, não pode ajudá-la?

— É o que venho fazendo. Hoje está aqui nesta clínica; espero que com a ajuda dos Raiozinhos de Sol ela venha a melhorar.

Nisso que conversávamos, deram entrada no quarto dois enfermeiros e um médico encarnados. Eles a adormeceram e passaram a fazer-lhes perguntas sobre a sua vida; à medida que Elaine respondia, eles iam falando do presente e do futuro, como a gravar em sua mente novos comportamentos. Os médicos e amigos espirituais auxiliavam-nos. Quando Elaine entrou em processo de regressão, notamos que sua fisionomia foi-se modificando. Como um relógio que voltasse no tempo, a trabalhar velozmente, pudemos ver uma bela mulher dominando um militar e o fazendo praticar terríveis delitos. Bem sedutora, levava-o a cometer crimes tenebrosos em nome da pátria. Depois a vimos no pavoroso serviço de espionagem, preparando essências fortes que forçavam confissões secretas. Elaine, no passado, abusou dos espíritos que hoje vivem ao seu redor, induzindo-a ao suicídio. Percebemos que os fluidos dos seus algozes eram semelhantes aos seus; ela ontem os dominara, hoje eles eram seus credores implacáveis. Carlos reequilibrou a mente da garota com aplicação de luzes e, quando ela foi despertada pelos médicos encarnados, tinha no olhar uma esperança. Aquela sessão de tratamento muito ajudou Elaine. Fiquei pensativo ao notar que, no momento em que recordava o passado, ela mesma relutava em aceitá-lo por não se identificar com a terrível espiã que fora e essa resistência muito a beneficiou, assustando seus inimigos; para eles era como se Elaine não fosse a mesma Elizabeth. Os médicos espirituais renovaram tanto os fluidos da jovem, que dois dos seus inimigos se retiraram. Bem mais calma e por eu estar mais perto, perguntou-me:

— O que você deseja? Eu não tenho droga, se a desejar, dou um jeito com alguns comprimidos.

Sorri. Ela nem havia percebido que eu era um "morto". Observei o básico — centro de força que se situa na base da espinha dorsal, tendo a função de captar energia vitalizadora, que mantém o nosso corpo. Atuando sobre a coluna vertebral, sistema nervoso, aparelho renal e reprodutor — a sua cor não estava fixa, oscilava de alaranjado a vermelho, o que me deixou grilado. A mente humana é um tesouro a que só damos valor quando não mais o possuímos. Elaine, ali na nossa frente, em seus plenos dezessete anos, era uma mulher vivida, sem esperanças. À medida que os médicos espirituais e os encarnados dela cuidavam, percebi que muito eu ainda preciso aprender em relação à mente humana. Depois da regressão, o médico encarnado deu por terminado o tratamento, mas Carlos e os outros continuaram. Aplicaram-lhe luz verde no sistema nervoso, de baixo para cima; azul na coluna e rosa-forte no sistema nervoso central. Elaine ali ficou, porém os médicos retornariam; esperamos que eles consigam vê-la restabelecida. Voltei a olhar para a irmã que lutava pela filha e pedi a Jesus proteção para todos nós, ínfimos seres pecadores.

Carlos passou ainda pelo quarto de um jovem também dependente da droga. Quase sem reflexos, alheio a tudo, ali se encontrava Jorge, vinte anos, completamente fora de si.

— Como pode, Carlos? Uns tomam picada, aspiram coca, fazem de tudo a que se julgam com direito e vivem bastante tempo; outros, com pouca coisa ficam nesse estado!...

— É, Luiz, muitos passam mal com um simples comprimido para dor de cabeça, enquanto outros podem ingerir vários. Este garoto, bem sensível, não suportou a droga no seu organismo.

Benigno e Isaac o examinavam. Ele possuía vários sinais no corpo. Perguntei a causa.

— Simplesmente, porque gosta de se martirizar, diz que vai virar santo. Parece-nos que ele não sente dor e, fazendo isso, procura algo que lhe mostre estar vivo.

— E por que essa dormência em seu organismo?

— Este jovem está em tratamento; ele adormeceu o cérebro com doses quase fatais de heroína.

Jorge recebia um tratamento especial que o fizera afastar-se temporariamente do corpo e na sua veste física foi feita uma operação, ou melhor, uma troca de energia, e quando eles atingiram o cérebro, constatou-se que várias artérias estavam destruídas. Ouvi Benigno dizer:

— Aqui só nova encarnação, só os técnicos da Espiritualidade possuem capacidade para trocá-las.

Enquanto eles examinavam o corpo de Jorge, este permanecia um pouco separado, adormecido, já que o seu perispírito também era portador de lesões. O cérebro de Jorge era dominado por várias mentes que, ao contato da luz, viam-se encurraladas e se retiravam. Mas, por quanto tempo? O crânio — caixa óssea que envolve o cérebro — foi envolvido por luzes apropriadas ao tratamento. Isaac jogava energia no tálamo e no hipotálamo. Depois foram até a medula, onde se demoraram mais. Benigno, com um aparelho, tocou o cerebelo — parte mais volumosa do encéfalo, com uma terceira parte denominada Verne, que une os hemisférios. Nessa parte, Carlos colocou uma luz brilhante, dando elasticidade aos músculos do corpo. Nisso, Jorge foi despertando e parecia sentir-se bem.

Quando saímos daquele hospital, percebemos como o Médico dos médicos continua cuidando das almas. Ninguém está sozinho, em cada leito de hospital Ele está presente no carinho e na dedicação dos Seus tarefeiros. Jorge e Elaine estão sendo tratados, queria Deus voltem a viver na sociedade a que pertencem. Até lá, sempre que puder, acompanharei a recuperação deles, na qual deposito muita fé. Esses são os mortos, jovens prisioneiros de si mesmos. Como deve ser triste para uma família conviver com um dos seus nesta penosa situação! Não são mais crianças, pois perderam a ternura e a pureza; não são adolescentes, porque não esperam nada do amanhã; não são velhos, porque nada têm de bom para recordar. Sim, esses são os mortos que precisam das nossas orações para ressuscitar, sair do frio túmulo da dependência e ressurgir dos mortos para a vida, o trabalho, o estudo, agradecendo a Deus a oportunidade que todos recebemos de passar algum tempo na Terra, procurando aprender as lições, sem jamais delas fugir pela porta do precipício.

Capítulo 27

CORPO FÍSICO, PORCELANA DE REAL VALOR

Dali nos dirigimos para outro local. Benigno, muito solícito, examinava uma jovem senhora com ameaça de aborto. Pela sua fisionomia, pudemos notar que as coisas não corriam bem. Chamando Isaac, ele logo providenciou a aplicação de luzes, colocando azul-turquesa no baixo ventre, azul na coluna, azul-claro novamente no baixo ventre e depois verde no mesmo local. A gestante perdia sangue; rejeitava o filho e o expulsava de dentro de si. Perguntei ao Benigno o porquê da rejeição. Ele sorriu:

— Simplesmente porque não o quer.

— E ele deseja ficar junto a ela?

— Ele precisa ficar. É uma grande chance concedida pelo Pai.

Terminada a aplicação, Isaac e Carlos davam curso a um tratamento de cálculo renal em uma jovem de seus quinze anos que gritava de dor. Assim foi tratada: verde na aura, azul na coluna, verde sobre o rim, amarelo também no rim, passando para o amarelo-laranja, e o verde em todo o tórax. Com isso, a garota foi-se acalmando e eu, ao lado dos meus amigos, sentia-me feliz em presenciar a força das cores na terapia.

Outro caso foi o de um garoto que sofria muito de dor no ouvido. Colocaram azul em sua aura, na coluna e no canal auditivo: dez segundos de lilás e depois azul, saindo do pescoço até o começo da orelha. Verde em todo o corpo. Assim assisti ao tratamento cromoterápico. Esses médicos o usavam através da força mental, ou portando pequeno aparelho que emitia irradiação de várias cores, numa rapidez espantosa.

— Isaac — perguntei — vocês visitam sempre os hospitais do plano físico?

— Sim, sempre que necessário.

Fomo-nos juntar aos outros e agradeci aos meus amigos pelo convite tão gentil, que me permitiu constatar a dor daqueles que lutam para viver um pouco mais no corpo físico, enquanto dia após dia convivo com outros que brincam com a vida física, ingerindo drogas e vivendo sem um mínimo de decência. Todos os encarnados deveriam visitar os hospitais, principalmente os jovens, para se certificarem de que o corpo físico é uma porcelana de real valor, muito frágil e que, por mais que tenhamos grandes médicos para restaurá-lo, ele ainda continua necessitado de maiores cuidados e mesmo assim ninguém ainda lhe pode dar vida eterna. Se todos parassem para pensar nesses fatos, no mundo não existiriam tantos sofredores e o homem cuidar-se-ia mais.

Encontramos a turma. Sara, a querida amiga, dialogava com Enoque, que a orientava em como usar um novo aparelho. Carlos, um dos médicos, foi convidado por Enoque para examiná-lo e quando o fazia, Isaac chamou sua atenção: ele possuía uma lente tão compacta que parecia matéria física. Sara, sorrindo, respondeu:

— Mas claro, amigo, eu o usarei em encarnados!...

Examinei todo o aparelho e confesso que nada notei de especial; também, não é a minha especialidade! Junto à patota, dirigimo-nos a um apartamento. Pela música estridente, pudemos antecipar o que estaria acontecendo lá dentro. Entramos. O ambiente era de penumbra. Ali se encontravam meninas desde quatorze anos. O odor muito forte causava-nos um certo mal-estar. Não se via cigarro comum, todos fumavam maconha. Logo após começou a rodada de drogas mais pesadas e aí iniciamos o trabalho, a aplicar passes, dispersar energia, conforme o caso, enfim, a fazer de tudo enquanto eles se divertiam. Vimos meninas caídas no chão como que desmaiadas, ou melhor, viajando[39]. Um casal de namorados encontrava-se bem abraçadinho, imóvel, em transe, só que o garoto não se encontrava bem, sua batida cardíaca estava alterada. Chamei Isaac e ele logo iniciou o tratamento de equilíbrio vital. A luz amarela foi muito usada, com nuances de rosa. O garoto foi despertando e, ao fazê-lo, preocupado ficou com a namoradinha, tratando de despertá-la.

— Você está bem, querida?

— Muito bem. E você?

— Só me deu um branco, pensei que fosse morrer, acho que exagerei na dose. Vou me mandar — falando isso, saiu ligeiro.

Seu estômago não estava bem. A garota o acompanhou. Sara, que usava o seu aparelho, fez o mesmo. Desejei segui-los, porém desisti. Logo à minha frente, um rapaz de uns trinta anos picava-se com tanta fúria que quase me desesperei. Usava cocaína e com que rapidez passava o efeito desta, levando-o a novas picadas! Um quadro tenebroso. Fizemos um círculo para protegê-lo, mas a irradiação não o atingia. Foi quando Enoque dele se aproximou, isto é, da sua mente, magnetizando-o. Ele entrou em transe, dando aos espíritos condição de adormecê-lo. Mas — pergunto — até quando? Logo voltará a se picar e a cocaína é uma das piores drogas. Ali passamos a noite, uma terrível noite de horror. Quando de lá saímos, Enoque orou:

39. Sob efeito da droga.

Deus amado, o ser volta-se contra Vós por não compreender a Vossa bondade. Destruindo-se, está tentando Vos agredir. Mas, Senhor, todos somos pobres de amor, longe de compreender a grandeza das Vossas obras. Aniquilando-nos, estamos distanciando-nos de Vós e essa distância torna-nos órfãos da consciência. Auxiliai-nos, Senhor, a sair do lodo das nossas imperfeições e ressurgir no sol da liberdade, para clarear os nossos corações, porque só eles possuem capacidade de alcançar-Vos. Senhor, estendei-me as Vossas mãos mais uma vez para que sejamos dignos do caminho do Cristo. Ajudai-nos, Pai misericordioso de bondade. Assim seja.

Capítulo 28

CURA PELO AMOR

Logo após, fomos ao departamento de socorro aos toxicômanos da Espiritualidade, e com que alegria observei a preocupação de Deus para com os Seus filhos! Ali, pessoas capacitadas estudam a melhor atuação sobre as autoridades, fazendo-as despertar para o perigo da droga, muito mais perigosa que a bomba atômica, por aleijar a consciência — assim a consideramos. Enoque aproximou-se de um médico chamado Henry, que muito gentilmente levou-nos a uma pequena sala, onde apresentamos o nosso trabalho. Ele examinava cada ficha e sua expressão denotava que todos os casos eram preocupantes:

— Muito interessante. Quando vocês iniciaram este trabalho de socorro, a maconha era uma das preocupações, e hoje, por essas fichas, percebemos que a heroína está ganhando a praça.

— Senhor, perdoe-me a interferência; não existe um método mais rápido de ajudar os jovens a não entrar nessa?

— Luiz Sérgio, só a família pode ainda fazer alguma coisa. Ao notar que um filho está iniciando-se na droga, deve chamá-lo para um diálogo, mudá-lo de colégio, de ambiente, principalmente demonstrar o quanto é amado e importante. Um dos erros dos pais ao fazerem essa descoberta é desprezá-lo, acusando-o de viciado e dele se envergonhar. Muitas vezes o jovem se sente rejeitado e a droga é utilizada como uma agressão à família. Os pais precisam dialogar, principalmente mostrar ao jovem que a liberdade é uma conquista, e um viciado é um pária, algemado pela própria fraqueza. Muitos pais preferem ignorar que o filho consome droga, porque é fácil ignorar.

— Irmão, inúmeras famílias perguntam o que fazer ao descobrir que o filho é dependente. É prudente interná-lo?

—Não, devemos tratá-lo, procurando mostrar-lhe como é triste ser escravo de um vício. O próprio obeso sofre o domínio da comida; o maledicente é prisioneiro da sua fraqueza, e assim podemos observar que o vício só domina os fracos. Se seu filho está enfraquecendo, cure-o com a fortaleza do amor. As mães devem abandonar as futilidades da vida e tudo fazer para reconquistar seus filhos. Todos nós jamais deixamos de ser crianças. E quem fica indiferente a um olhar de amor? No que, aliás, as mães são mestras!

— Muitas vezes os filhos nem desejam ouvir os pais, e aí, devem ser levados à força ao tratamento? — interrogou Sara.

— Não. Se eles forem obrigados jamais se libertarão; é fundamental que se tratem por livre e espontânea vontade. O espírito é que precisa curar-se. O homem necessita se descobrir; ele é o dono da sua vida e para torná-la mais digna precisa se ver livre das drogas e voltar a ser ele mesmo.

— Como devem agir os grupos religiosos?

— Muito simples. Falemos aqui da Doutrina Espírita, que é a verdade divina e que deve respeitar o livre-arbítrio. Os espíritos e os espíritas não devem amedrontar ninguém, ameaçando com umbral ou com castigo; devem, sim, oferecer o remédio amigo que tranquiliza — o Evangelho. O jovem viciado necessita principalmente de pessoas fortes e de verdades que o façam considerar-se digno de si próprio. Ao deixar a droga, deve sentir-se livre, e se uma seita religiosa aprisioná-lo no medo, ele terá deixado um mal por outro. O viciado tem de se conscientizar de que é uma energia em crescimento e que nada pode dominá-lo, muito menos algo como a droga. Pouco a pouco ele vai-se percebendo útil e o melhor remédio para um dependente é se sentir importante para alguém, porque enquanto viciado tudo gira em torno das suas necessidades.

— Notamos que vários toxicômanos se agarram aos líderes religiosos para se verem livres de drogas. Isso é certo?

— Eles precisam deixar de ser dependentes através de uma fé raciocinada e quando algo nos domina, enfraquece-nos, o que é errado. Deus nos criou livres e livres precisamos viver para o trabalho.

— Sabemos que muitos jovens deixam o vício e trabalham na recuperação de outros viciados.

— Sim, a psicoterapia específica é de grande valor para o jovem recuperado. Vocês, espíritos que trabalham na crosta da Terra, devem orientar os espíritas para o tratamento livre aos viciados, sem ameaças e sem permitir que eles os adorem como se fossem gurus. Sejam amigos. Façam-nos se reencontrarem para que deixem o vício, por descobrirem que são mais fortes do que ele e não por medo dos espíritos. A Doutrina Espírita é um raio de luz no imenso caminho de Jesus, e nós, os espíritos, meros companheiros de caminhada. Portanto, sejamos amigos e não opressores. Na Terra já existem tantos que só desejam oprimir!... Por que nós, espíritos livres do jugo carnal, vamos proceder da mesma forma que os fracos de amor e fé? Sejamos amigos leais dos que sofrem, companheiros que respeitam as fraquezas do seu próximo, orando pela paz de todos.

— Ainda uma pergunta — falei — a maconha, então, já era?

— Assim muitos pensam — respondeu, sorrindo — mas a maconha infelizmente continua aí; é a grande iniciadora dos menores e como lhes faz mal! Um jovem dependente da maconha pode ser bastante afetado sexualmente. E ela é a preferida das crianças, o primeiro passo, o primeiro tombo. Portanto, nós, do departamento de ajuda aos toxicômanos, consideramo-la tão perigosa quanto a heroína; ela é o começo; a heroína, o fim. Desse modo, são nocivas ao ser que precisa crescer espiritualmente.

— Droga é droga, da pesada ou não.

Ele me sorriu, continuando:

— Tudo o que bloqueia a mente é prejudicial. As falhas mentais causadas por tranquilizantes são por demais nocivas ao espírito. Um simples xarope para criança pode causar lesões futuras ou dependências. A mente humana é um lago plácido e belo que se dirige para o mar eterno da felicidade, mas a ignorância a profana a cada minuto, atirando-lhe toxinas de ódio, revolta e prazer descontrolado. A droga bloqueia a mente de tal maneira que o seu consumidor perde a vontade de viver em sociedade e volta à condição de animal irracional, tal o seu bloqueio mental.

Enoque ainda ficou ali, mas nós nos despedimos de Henry. Confesso que gostaria de ter feito mais perguntas, porém saí cantando, junto aos outros, esta música que fiz para as crianças, pedindo-lhes para não entrarem nesse mundo de medo, mentira e ódio.

Criança querida

Criança querida
Que brinca de roda
Criança crescida
Vivendo na moda

Criança tão minha
Crescendo depressa
Criança moderninha
Não entre nessa

Seja alegre, contente
Sonhando acordada
Seja gente
Alma elevada

Não queira correr
Ligeiro demais
Saiba viver
Em paz.

Capítulo 29

DROGA, CASO SÓ DE POLÍCIA?

Benigno, observando minha tristeza, perguntou-me:

— Luiz Sérgio, você está há tanto tempo neste trabalho e ainda sofre?

— Sim, Beniguinho, não é fácil presenciar o homem morrendo, pouco a pouco, vítima da sua própria fraqueza.

— Muitos espíritas são contra os espíritos se preocuparem com a droga. Dizem que não é prudente, que isso é coisa de polícia.

— Benigno, as religiões têm tudo para ajudar o próximo, mas também não acham prudente fazê-lo. Muitos sacerdotes pensam que só a sua igreja importa, que ela é para dar alívio às almas, sendo esta a causa de tanta procura dos seus seguidores. Se o Espiritismo só se preocupar com a pureza doutrinária, logo cairá nos mesmos erros de outras religiões, porque a letra mata e o espírito vivifica; e quem poderá considerar-se vivo, alheio a uma realidade dura que está ameaçando a sociedade? O espírita que combate a ajuda ao próximo não conhece Allan Kardec, que se preocupou com a caridade. Só os indiferentes e duros de coração ficam alheios à dor de uma família vítima do tóxico. Continuaremos o nosso trabalho. Estamos vivendo em uma época na qual tudo está sendo permitido, e a juventude anda à procura de um lugar de paz. Não existe recanto mais belo do que o de um coração repleto de ensinos evangélicos. Caso de polícia a droga é, mas a polícia também necessita dos espíritas ou de outras doutrinas para ajudá-la com suas orações. Entristece-nos o fato de muitos ignorarem o drama que hoje atinge milhares de famílias, por defrontarmo-nos com os mesmos indiferentes de ontem, querendo também decepar os pequenos de Deus.

— Até onde o jovem pode encontrar nos Raiozinhos de Sol o auxílio?

— Tentamos, desesperadamente, colher a boa vontade dos encarnados para socorrer aqueles que estão resvalando nas próprias fraquezas. Benigno, há dias fomos chamados a prestar ajuda a uma senhora cujo filho se drogava e a torturava de uma maneira selvagem. Ao chegarmos, pudemos perceber que ela já estava fraca do juízo com tanto sofrimento, porque o filho também a obrigava a se drogar. Isso só acontece porque se vive alheio ao drama do nosso semelhante. E existe ainda quem nos condene! Queira Deus não venha a ser a próxima vítima de uma epidemia que cresce assustadoramente.

— Você gosta deste trabalho, não, Luiz?

— Gosto, muito, é de me sentir útil e a cada dia me vejo ombro a ombro com os sofredores.

Benigno enlaçou-nos os ombros e alcançamos os outros. Sara nos convidou para assistirmos a um filme quando chegássemos ao Centro, e assim o fizemos. No início tudo parecia normal. Nisso, divisamos dois garotos conversando e um dizia ao outro:

— Vamos dar uma bolinha[40]?

— Seu dragão[41], logo cedo?

---

40. Comprimido estimulante.
41. Pessoa que fuma demais.

— Sabe, cara, já estou partindo para o pico, não consigo despirocar[42].

— Já tentaste bola árabe[43]?

— Não, só bola peruana[44].

— Pois eu, cara, fico travado[45] com qualquer bagulho.

Íamos anotando as gírias.

— Por falar em fumo, me dá uma fisga[46].

— Cuidado, aqui dá chiqueiro[47].

Falando assim, foram à procura de local mais seguro. E aí presenciamos o efeito da droga no organismo dos garotos. Um deles, por mais que fumasse, não se alterava; o outro, mais velho, foi ficando tonto:

— Cara, não podes bodear agora! — disse-lhe o companheiro.

Mas o garoto estava mal e Sara muito bem focalizou o seu sistema nervoso central, seu cérebro e sua medula espinhal. Percebemos então a confusão mental, a perda da memória, com o cérebro, enfim, sofrendo uma pressão violenta.

— Mas não dizem que maconha não faz mal? — falei com ironia.

— Isso é conversa de viciado — respondeu Benigno — e depois, consultando as folhas policiais, verificamos que em quase todos os crimes os caras estão sob efeito da droga.

Continuamos a olhar o filme: o garoto agora se debatia e as alucinações eram terríveis. O companheiro tentava acalmá-

42. Ficar louco. Ocorre quando os efeitos da droga são muito fortes.
43. Aspirar a fumaça da maconha.
44. Modo de fumar maconha por uma das narinas.
45. Ficar transtornado.
46. Cigarro de maconha.
47. Cadeia.

lo, bastante assustado. Nessa altura, vimos amigos espirituais usarem o passe para reanimá-lo e aí percebemos o quanto é importante o trabalho da Espiritualidade no plano físico — é orvalho de bênçães para os que estão em desespero.

Mais uma vez, certificamo-nos de que todos os trabalhos de ajuda devem ser respeitados, não importando o rótulo que carreguem. Jesus foi o exemplo de amor ao próximo e mesmo assim foi combatido por curar os doentes. Nós buscamos o Mestre em nosso caminho.

Capítulo 30

RICARDO E SUA FÁBRICA DE BAGULHOS

Alice e Sara me acompanharam ao pátio e ali permanecemos em silêncio por alguns momentos, até que Sara me perguntou o que eu tinha achado do filme.

— Quem vive sob a chuva não estranha mais a tempestade; isso significa que hoje nada mais me assusta. A cada dia nos defrontamos com a morte do ser. São deprimentes os quadros que divisamos, porque bem poucos são os jovens que não estão nessa. Teremos ainda muito trabalho pela frente; existe um grande preparo para uma festa na qual o sexo e o tóxico correrão livres.

— Nós, Luiz, que nos estamos preparando para esse acontecimento, sentimos o perigo que muitos irão correr.

— É verdade, o trabalho da Espiritualidade é muito belo, mas se de um lado Jesus nos joga flores, do outro somos atirados na sarjeta da vida. Não há um meio de impedir essa festa?

Alice sorriu.

— Sabe que o Vale dos Suicidas está-se preparando para receber muitos fanáticos do fumo?

— Que tristeza! Até quando presenciaremos isso?

— Até o dia em que a corneta nos despertar para a realidade da vida.

Ali ficamos algumas horas, até que se juntaram a nós os outros companheiros. Notei que Enoque estava escrevendo, marcando os pontos de transação [48] que seriam visitados pelo grupo.

— Enoque, ainda vamos sair hoje?

— Não, meu amigo, só amanhã, e teremos um longo dia.

Recolhi-me, deixando-os ali a tratar de todos os detalhes para o dia seguinte. E assim, bem cedo, lá me encontrava de novo à espera da turma, que logo chegou. Enoque, à nossa frente, foi-nos levando até a casa de um garotão das grandes rodas[49]. O jovem, de vinte e cinco anos, já se havia levantado; ele e mais dois colegas estavam empenhados em fabricar tóxicos dos mais variados. Enquanto os preparava, Ricardo puxou um pacau[50]. Fiquei assombrado: eram muitos gramas de maconha, que davam para fazer vários cigarros. Que estranha vida Ricardo vivia! Por sinal, nem tonteou, estava na dele. Quando os outros também acordaram, foi iniciado o preparo dos alucinógenos. Dificilmente esses garotos chegarão à idade madura. É muita droga para um pobre espírito!

Observávamos todo o movimento. Ricardo estava furioso, porque um seu vapor havia marcado bobeira e ele se mostrava um tanto preocupado. Assim, aqueles inteligentes rapazes se entregavam a perigosas experiências. Nisso, algo estranho aconteceu. Várias pessoas deram entrada no apartamento, lavrando o flagrante. Ricardo desejava justificar-se, mas não teve tempo. Todos foram levados para a Delegacia.

Ali fiquei a observar a queda do homem. Como pode, meu Deus, um ser não possuir força suficiente para não se deixar

---

48. Compra de maconha.
49. Grupo consumindo drogas.
50. Cartucho de maconha, suficiente para fazer muitos cigarros.

abater? Um verdadeiro escândalo instalou-se naquele local, pois a polícia encontrou de tudo e, com pesar, vimos os jovens algemados. Muitos deles choravam baixinho. É nessas horas que me pergunto:

"Por que, senhor, eu espero
Um mundo de flores
Mas por mais que eu caminhe
Só encontro dores?"

A polícia havia descoberto uma fábrica de bagulhos. Fomos ali ajudá-los, mas nem tudo podemos fazer; a ferida que eles abriram só mesmo o tempo cicatrizará.

Capítulo 31

TRISTES PROGNÓSTICOS

O grupo continuou sua peregrinação, indo de bar em bar, a tristeza fazendo-nos companhia. A juventude está morrendo e com ela os nossos sonhos. O amor, o namoro, tudo isso está ficando para trás. Os homens estão lutando para alcançar a outra margem, mas com que dificuldade! Em cada local público tivemos oportunidade de nos defrontarmos com os mendigos da caridade e lhes sorrimos. Que estranho sentimento acercou-me o espírito! Nada sabemos, portanto, o melhor é calar diante de tristes fatos. Consciência — farol divino que chama o espírito à prestação de contas. Hoje, contemplando os meus amigos, dou graças a Deus por não tê-la violentado.

— Estás triste, Luiz Sérgio?

— Sim, muito. Não consigo ver o mundo através de lágrimas e ultimamente tenho chorado demais. Não é fácil você se defrontar com pessoas queridas, tombadas na estrada por falta de fé.

Enoque, que caminhava calado, retrucou:

— Não te martirizes, Luiz. Ninguém tem o direito de exigir do seu próximo a perfeição. Se mais uma ovelha sai do redil, não nos desesperemos, ela assim o desejou. Um dia talvez encontremos nos pais mais auxílio, eles compreenderão que filhos nunca se perdem no caminho de Jesus. Vê que existem Casas humildes, onde o coração de Jesus brilha através do Evangelho, convidando-nos a um trabalho de caridade. Tu estás, Luiz Sérgio, muito decepcionado, mas lembra, amigo, que nem Jesus conseguiu salvar todos os apóstolos. Quem somos nós para fazê-lo?

— Tem razão, sou mesmo um boboca, mas deixa pra lá. Amanhã será outro dia e eu procurarei aceitar os fatos numa boa. Mas, fale-me da grande festa!...

— É um prêmio para o Ano Internacional daJuventude[51].

— Então, por que a preocupação?

— Sérgio, a droga será relativamente livre; só serão autuados os traficantes, portanto, vai haver de tudo. Esperamos muito trabalho e que Deus nos ajude.

— Trata-se de uma tal previsão que ouvi dizer que paira sobre o Brasil em relação a muitos jovens?

— Ocorrerá, não como muitos esperam, mas morrerão muitos sonhos; vários jovens sentirão a morte moral, a descrença em si próprios. O homem rolará na lama e se comportará muitas vezes como se fosse um réptil. O odor do seu corpo causará náuseas à sua consciência. A fome será aplacada através de pequenos furtos ou doses excessivas de narcóticos. A mulher, na promiscuidade, sentirá nojo de si mesma, tentará erguer-se, mas não só a lama sujará seus pés, muito mais enlameada estará sua alma. O barulho ensurdecedor será para abafar os gemidos e gritos daqueles que ainda precisam colar-se aos encarnados, para terem os seus instintos animalescos saciados através da falta de equilíbrio daqueles que se encontram longe de Deus. A besta do Apocalipse será louvada por aqueles que desconhecem a

---

51. 1985 foi o ano dedicado internacionalmente à juventude.

beleza do Evangelho de Jesus. O número 666[52] representa para todos nós a parada, o ponto no qual nos devemos deter para uma melhor reflexão; e este número será o símbolo de muitos doentes espirituais. O sangue poderá jorrar através de gestos malucos, mas esperamos que Maria de Nazaré desça até o Brasil e, como Mãe amorosa que é, agasalhe os Seus filhos e faça como Jesus nos ensinou naquele dia, quando traído, esbofeteado e pregado em uma cruz, demonstrou o quanto ama a todos nós, míseros pecadores, pronunciando estas santas e amorosas palavras:

Pai, perdoa-lhes, eles não sabem o que fazem.

52. *Apocalipse*, Capítulo 13, versículo 18.

Capítulo 32
A EXPECTATIVA

O trabalho foi ficando gradativamente interessante. Ali o céu parecia mais azul, o silêncio da mata trazia-nos a sinfonia da natureza e este silêncio nos levava à prece. A noite, depois de visitarmos os lugares, reuníamo-nos para conversar sobre os problemas dos jovens e depois orávamos por toda a Humanidade. Nessa noite, Enoque me pareceu tristonho. Senti que ele havia percebido o que viria a acontecer naquele belo lugar.

— Enoque, o que é que há? Conte-me o que vai acontecer...

Olhou-me e sorriu.

— Nada, amigo, só o que estamos esperando: muitos excessos.

— A coisa vai ficar preta, não é verdade?

— Se vai! O capeta vai atuar. O semelhante atrai o seu semelhante, portanto, que se divirtam! — falou, rindo.

Assustado, respondi:

— Se vamos bater em retirada, o que viemos fazer aqui?

Benigno respondeu:

— Assistir ao *show* e sem pagar nada. Veja como é bom ser desencarnado!

— É mesmo Benigno, e eu nem havia parado para pensar nisso. Tentarei pegar uns autógrafos de alguns artistas famosos.

Todos riram, imaginando a cara dos gringos vendo um morto.

— Eles estarão tão na deles que nem perceberão a diferença — acrescentou Enoque.

E assim ali ficamos conversando, enquanto os socorristas iam pouco a pouco levantando, através de vibrações, as salas de socorro. E feliz ficamos porque várias casas de oração já estavam orando, o que veio ajudar muito os operários do mundo espiritual.

— Por que — perguntei ao Carlos — a preocupação da Espiritualidade? Se o cara deseja beber até entrar em coma, por que nós temos de ajudá-lo? E a droga? Eles sabem que faz mal!...

— Luiz Sérgio, não podemos deixar um doente sem remédio; assim como no plano físico existem hospitais com pessoas capacitadas, no plano espiritual estão aqueles que desejam estender a mão aos doentes encarnados. A nossa equipe, como outras, estará atenta aos necessitados e muitos casos serão atendidos pelos espíritos; porque se não for assim, os postos médicos ficarão superlotados.

— Enoque, a maconha vai correr livre?

— Sim, infelizmente, sim. Mas esperamos que a DP seja controlada, poucos jovens estão familiarizados com ela. Aqui falta dinheiro, o que, de certa forma, ajuda muito.

— Mas eles inventam cada uma...

Enoque sorriu.

— Brasileiro não é brincadeira, as suas misturas são de mandar qualquer um pro inferno. São de matar!...

Sara chegou, convidando-nos para assistirmos a um filme bem atual. E assim o fizemos. Tratava-se de primeiros socorros. O que se deve fazer quando alguém não está passando bem com droga. Bastante atento permaneci, porque muito sério era o assunto. Orientava-nos sobre a maneira pela qual devemos intuir um encarnado a prestar socorro a alguém desesperado com a droga. Isso se dá geralmente com iniciantes. Terminado o filme, estávamos em silêncio e assim Sara abriu o Evangelho ao léu:

Segunda Carta aos Coríntios, Capítulo 8, versículo 7:

Em tudo vocês mostram que têm mais que os outros, na fé, na palavra, no conhecimento, na vontade que têm de ajudar os outros, e no amor por nós. E neste serviço de amor queremos também que façam mais do que os outros.

Capítulo 33

PREPARAÇÃO PARA O SOCORRO

E assim, a cada dia, íamos recebendo orientação sobre como tratar os viciados, principalmente evitar que desencarnassem com *overdose.*

— Enoque, muitas vezes ouço pessoas espíritas contrárias ao envolvimento da Espiritualidade com o assunto. Que me diz?

— Nada! O homem é dono do seu pensamento e eu respeito muito o direito do meu próximo.

Dito isso, pediu licença para se retirar e eu saí, sozinho, pois precisava pensar. Olhei o céu, as matas, a beleza da minha cidade[53] e sorri, feliz, porque só um Ser perfeito pode criar tal maravilha. E Ele é nosso Pai. Sentei-me, imaginando o que nos esperava. "Será que terei força para tanto?" Nisso, Alice pediu licença para se aproximar e eu agradeci por não me deixar mais sozinho.

— Alice, está ficando bonita a arrumação, não acha?

— Sim, e tenho fé em que tudo irá dar certo. A música é um perfume divino, sabias?

— Eu sempre gostei de música dolente, tipo dor-de-cotovelo. O barulho me deixa nervoso, não sei por quê.

53. Refere-se à cidade onde nasceu, o Rio de Janeiro.

Ela sorriu.

— Luiz, já imaginaste se todos vierem aqui só para se divertir? Será magnífica e linda a concentração de fluidos!

— É, mas não sei, não, acho que vai pintar muita coisa estranha na praça.

Nesse instante, fomos chamados a mais uma aula de socorro. E assim, ao chegarmos ao local, nossos olhos depararam-se com uma bela figura de mulher que irradiava luzes de esperança e paz. Acomodamo-nos e a irmã iniciou a palestra:

— Nós amamos vocês. Que o Divino Irmão Jesus esteja sempre ao nosso lado; que não O expulsemos com a nossa invigilância. Em cada irmão depositemos nossas esperanças, amando-o, mesmo que ele não nos compreenda. A cada um foi dada uma semente pelo Semeador e aquele que a atirar fora sofrerá o remorso de ter sido covarde. Portanto, não nos cabe o seu julgamento. Precisamos é colocar nossas mãos em movimento, ajudando aqueles que ainda não sabem movimentar-se em direção a outrem. Os Raiozinhos de Sol devem brilhar, principalmente onde a escuridão se faz mais intensa. Dos lodos e dos pântanos é que podemos retirar belos lírios, ainda mais se soubermos amá-los como filhos de Deus que são. Não nos preocupemos com as quedas, mas sim com os caídos, tudo fazendo para que os doentes valorizem a saúde, principalmente quando podem ser curados. Um dia fomos chamados e, com os olhos marejados de lágrimas, sentimos que Jesus em nós confiava para não deixarmos embaraçar os passos dos Seus pequenos. Cansaço, dores e lágrimas serão obstáculos a serem suplantados, mas com fé chegaremos ao término da tarefa, levando conosco a certeza da nossa irmandade. Ninguém fica indiferente a um olhar de amor, principalmente aquele que está muito só. Sejamos a fagulha de luz que aumenta à medida que os nossos corações vão ficando repletos de paciência e de amor. Estejam em paz, e feliz trabalho. Que Maria e Jesus derramem sobre todos nós as bênçãos dos seus corações bondosos. Assim seja. Francisca Theresa [54]

Estávamos atentos quando a irmã espiritual terminou. Todo o recinto se encontrava coberto de pétalas de rosas e em nossos corações pairava a esperança de tudo dar certo.

— Enoque, às vezes eu me sinto um intruso diante de tanta bondade!

O amigo nada disse, retirando-se. Ele me parecia preocupado, não sabíamos o que nos esperava. Karina e Sara juntaram-se a mim; procuramos Alice e fomos encontrá-la com os nossos médicos.

— Como você se sente ao lado de dependentes de droga? indaguei à Karina.

— Você me pergunta isso porque também já fui dependente?

— Não é bem por isso, Karina, é porque somos ainda muito terra-a-terra.

— Luiz, o contato com o mundo cão da droga ajuda-me a dar valor ao *mundo que encontrei*[55], ao lado de todos os Raiozinhos de Sol. Eu e Damian teremos à nossa frente a grande oportunidade de nos redimir. Esperamos contar contigo.

Abracei-a com carinho.

— Karina, você é para mim a *esperança de uma nova vida*[56], sabia?

— Sim, querido, eu sei.

---

54. Mentora da médium.
55. Primeiro livro da série Luiz Sérgio.
56. Quarto livro da série Luiz Sérgio.

Sara, que ainda tinha na mão alguns filmes, convidou-nos para assisti-los e pudemos presenciar mais um dos socorros. Uma jovem encontrava-se em casa cheirando loló, quando teve um início de intoxicação, sendo socorrida pelos espíritos desencarnados, até chegar o auxílio do mundo físico. Constatamos que se ela não tivesse sido ajudada espiritualmente, jamais se teria salvado. Ao vermos o médico espiritual intuindo o médico encarnado a dar à garota carbonato de..., inquiri:

— Para que serve?

— Desintoxicação, só isso. É uma terapia rápida, depois entram outros tratamentos que fazem o resto.

— Se não fossem os espíritos, teríamos mais desencarnes por droga, não?

— Não só por ela, mas muito mais por invigilância dos encarnados.

Ali passamos muitas horas estudando um meio de socorrer aqueles que estão brincando com a vida. Depois de assistirmos a tantos filmes sobre droga, falei para as meninas:

— Será que essa gente não se detém para pensar? O que será deles no futuro, seja como encarnado ou desencarnado? Será que eles pensam que não devem obediência a ninguém? Em vez de se drogarem, deveriam, sim, sair à procura de conhecimento da própria matéria, e aí descobririam o espírito e quem o criou.

— Sérgio, vamos com calma. Só o viciado pode ajudar-se, só ele deve descobrir motivação para viver. Geralmente, suicida-se conscientemente, tão desequilibrado se encontra consigo mesmo.

— Meu Deus, auxiliai-nos, precisamos muito de Vós!

Capítulo 34

NA FESTA ALUCINANTE, A BESTA DO APOCALIPSE

Já estávamos ali há muitos dias e todo o ambiente encontrava-se muito bem protegido pelos espíritos capacitados para esse tipo de trabalho. Assim, passamos horas e horas aprendendo o modo certo de ajudar sem desequilíbrio. Confesso que já me impacientava quando Alice, delicadamente, advertiu-me:

— Sérgio, viveremos momentos alucinantes e nossos espíritos precisam estar em paz, qualquer impaciência é nociva para a tarefa a ser executada.

— Obrigado, querida, estava mesmo precisando de suas palavras amigas — disse sorrindo.

Finalmente, chegou o grande dia. Tudo estava preparado com o posto espiritual muito bem equipado. Pouco a pouco, o serviço aparecia e, na maioria das vezes, era o jovem que, embarcando na primeira experiência, se via em desespero, asfixiado pelas toxinas estranhas no organismo. Passes e oração se constituíam no tratamento mais comum; eram os mais jovens tentando crescer depressa. À medida que escurecia, o ambiente ia ficando mais pesado, as pessoas agressivas, tudo dando motivo a discussões. As meninas viam-se no direito de demonstrar ao homem a sua independência.

Observava o movimento todo, quando presenciei um jovem tentando furtar um senhor. Delicadamente, interpus-me entre eles. O jovem sentiu-se mal e julgando que fosse o baseado que fumara afastou-se, dizendo ao seu colega:

— Cara, o bagulho está uma droga: me afrouxei. Na hora "H" deu bobeira, veja só, eu, um cara de coragem, tremer de medo!...

Damian, que se aproximava, falou-me:

— Luiz, a coisa está feia, há mais drogados do que sóbrios aqui.

— Para mim nada assusta, acho até normal o ambiente, já que tudo está livre...

Adiante, num canto, uma jovem passava mal e Carlos, junto com Benigno, tentavam reanimá-la. Vendo que pouco estavam conseguindo, Benigno chamou-nos e saímos à procura de socorro médico do plano físico. Uma equipe do mesmo local chegou, levando a garota para o ambulatório. Diagnóstico: intoxicação alimentar. Olhei a ficha e falei com meus botões: "bom, muito bom!" Perguntei ao Carlos se ela corria perigo.

— Não, tudo está muito bem preparado. Ela já está sendo medicada.

Corremos logo a atender a outro chamado de socorro. Era um visitante estrangeiro que passava muito mal.

— Bebida e droga — disse Carlos. Precisamos aplicar-lhe passes e intuir os encarnados.

E assim o fizemos. Logo o rapaz recuperou os sentidos, mas que levou um susto, levou! Brincando, Enoque falou:

— Coitado, não conhece o brasileiro e suas misturas.

Estremeci, envergonhado.

— É verdade, Enoque, ele bancou o otário, comprando ouro e levando outro metal.

— Não me fale esse nome, causa-me arrepios.

O coitado, muito fraco, nada entendia, ele, o acostumado consumidor. Continuávamos, pois, o atendimento em todos os lugares, mas houve momentos em que aquele ar pesado ficava um pouco mais leve: era um grupo de apoio de encarnados fortalecendo-nos através da prece. Ninguém pode imaginar o que isso representou para nós. Era como se uma força maior descesse sobre aquele inferno humano. Achei melhor andar um pouco e vi a besta do Apocalipse eclodindo em cada ser doente, ela, a devoradora da moral, ganhando o espaço do próximo, no convite à alucinação coletiva. Constrangia-nos ver garotos de doze anos entregando-se a atitudes depravadas, com a intenção de se divertir.

Desses momentos de horror, dessa loucura, eu, Luiz Sérgio, apenas pude contar uma terça parte.

Queira Deus os raios de luz ganhem os céus do Planeta e em cada coração renasça uma esperança; que todos nós possamos viver em paz com a nossa consciência. A diversão é uma necessidade para o espírito; abusar do divertimento é negligenciar a vida. Quando iniciei este livro, queria dizer bem alto: não cresça, criança, é muito bom possuir inocência. Ao término dele, falo baixinho: nós amamos vocês, lutem para não morrer, é muito triste afundar-se no lodaçal do remorso. A consciência é um raio luminoso que repele os pontos negros se o espírito luta para viver em Deus. Adormecê-la é encontrar nas coisas vazias o divertimento, e ai daqueles que vivem longe de Deus! Sentirão o inferno do remorso a corroer-lhes o espírito.

Nada mais me foi permitido contar...

Até breve, amigos.

Eu amo vocês.

Luiz Sérgio

Obras do Espírito Luiz Sérgio

O mundo que eu encontrei – Psicografado por Alaíde de Assunção e Silva
Novas Mensagens – Psicografado por Alaíde de Assunção e Silva
Intercâmbio – Psicografado por Alaíde de A. e Silva e Lúcia M. S. Pinto
Na esperança de uma nova vida – Psicografado por Irene Pacheco Machado
Ninguém está sozinho – Psicografado por Irene Pacheco Machado
Os miosótis voltam a florir – Psicografado por Irene Pacheco Machado
O vôo mais alto – Psicografado por Irene Pacheco Machado
Um jardim de esperanças – Psicografado por Irene Pacheco Machado
Mãos estendidas – Psicografado por Irene Pacheco Machado
Consciência – Psicografado por Irene Pacheco Machado
Chama eterna – Psicografado por Irene Pacheco Machado
Lírios colhidos – Psicografado por Irene Pacheco Machado
Driblando a dor – Psicografado por Irene Pacheco Machado
Deixe-me viver – Psicografado por Irene Pacheco Machado
Dois mundos tão meus – Psicografado por Irene Pacheco Machado
Cascata de luz – Psicografado por Irene Pacheco Machado
Na hora do adeus – Psicografado por Irene Pacheco Machado
Universo de amor – Psicografado por Irene Pacheco Machado
Amigo e Mestre – Psicografado por Irene Pacheco Machado
Ensina-me a falar de amor – Psicografado por Irene Pacheco Machado
Mais além do meu olhar – Psicografado por Irene Pacheco Machado
Eu Te busco – Psicografado por Irene Pacheco Machado
Cabana de sonhos – Psicografado por Irene Pacheco Machado
Rios de oração – preces de Luiz Sérgio – Psicografado. por Irene Pacheco Machado

Obras de autores diversos
psicografadas por IRENE PACHECO MACHADO

Viver de Amor – CD com músicas do Espírito Francisca Theresa
Maria – Pelo Espírito Francisca Theresa
Por que pequei – Pelo Espírito Francisca Theresa
Diálogo com Jesus – Pelo Espírito Francisca Theresa
Reflexões de Jacó – Pelo Espírito Jacó
Nós amamos você – Por Espíritos diversos
Reflexões de Jacó II – Pelo Espírito Jacó
Por que as lágrimas? – Por Espíritos diversos
Alicerce da Fé – Pelos Espíritos Lázaro José e João Batista
Sonhos & Realidades – Pelo Espírito Jacó
Uma rosa em meu caminho – Pelo Espírito Rosália

Corações amigos – Por Espíritos diversos
Cântico de paz – Pelo Espírito Jacó
As flores também choram – Pelo Espírito Jacó
O Gênesis — Pelo Espírito Cecília (Série *A Bíblia na Linguagem Espírita* — Vol. 1)
Êxodo — Pelo Espírito Cecília (Série *A Bíblia na Linguagem Espírita* — Vol. 2)
Levítico — Pelo Espírito Cecília (Série *A Bíblia na Linguagem Espírita* — Vol. 3)
Números — Pelo Espírito Cecília (Série *A Bíblia na Linguagem Espírita* — Vol. 4)
Deuteronômio — Pelo Espírito Cecília (Série *A Bíblia na Linguagem Espírita* — Vol. 5)
Josué, Juízes, Rute — Pelo Espírito Cecília (Série *A Bíblia na Linguagem Espírita* — Vol. 6)
Livro de Samuel — Pelo Espírito Cecília (Série *A Bíblia na Linguagem Espírita* — Vol. 7)
Reis, Crônicas — Pelo Espírito Cecília (Série *A Bíblia na Linguagem Espírita* — Vol. 8)
Esdras, Neemias — Pelo Espírito Cecília (Série *A Bíblia na Linguagem Espírita* — Vol. 9)
Tobias — Pelo Espírito Cecília (Série *A Bíblia na Linguagem Espírita* — Vol. 10)
Judite, Ester — Pelo Espírito Cecília (Série *A Bíblia na Linguagem Espírita* — Vol. 11)
Macabeus — Pelo Espírito Cecília (Série *A Bíblia na Linguagem Espírita* — Vol. 12)
Livro de Jó — Pelo Espírito Cecília (Série *A Bíblia na Linguagem Espírita* — Vol. 13)

Obras de autores diversos

O Barco de Maria — Mauricio Maia Soutinho
Conquista do Reino — João J. Moutinho
A Longa Estrada — Jab Sousa Silveira e Mauricio Maia Soutinho

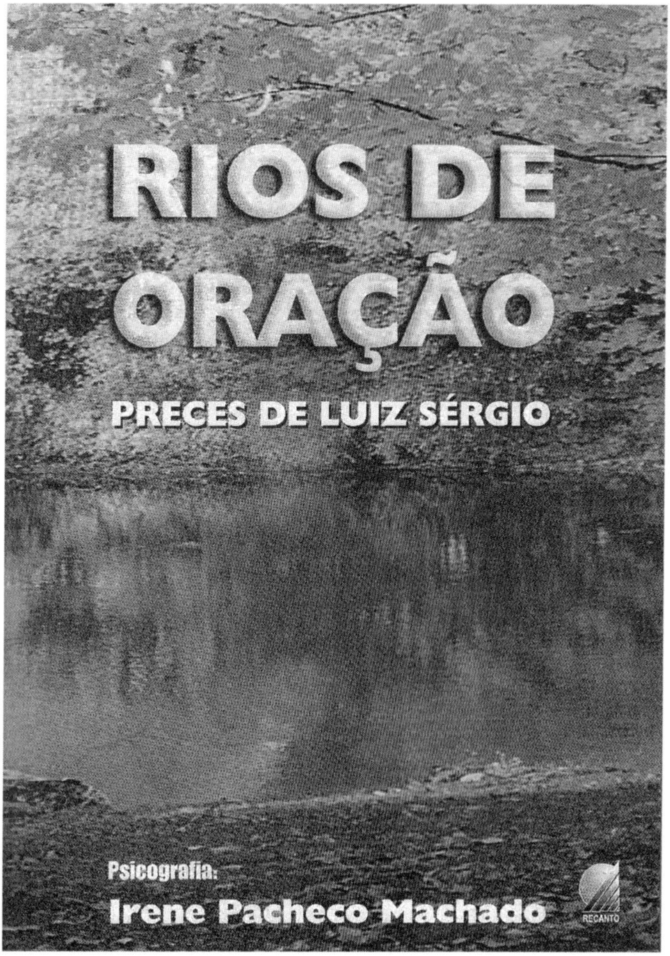

Atendendo ao pedido de inúmeros leitores, o Luiz Sérgio resolveu reunir as preces constantes de todos os seus livros em um só volume, facilitando sua consulta, e assim surgiu Rios de Oração, um lamento de preces, compiladas de todas as suas obras anteriores, pois o homem está precisando orar para ser feliz.

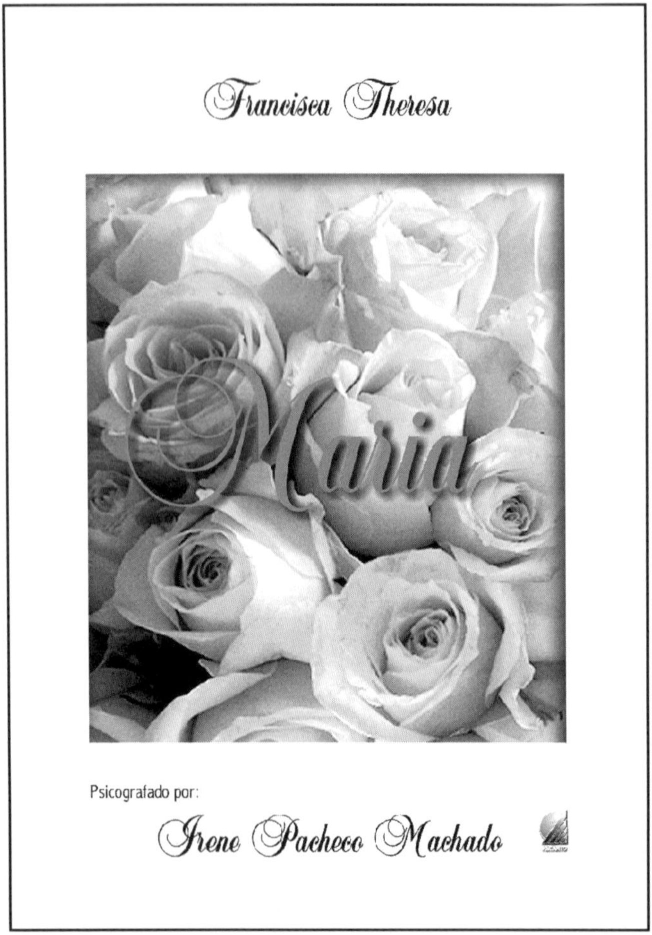

Neste precioso livro, Francisca Theresa conta-nos a vida da Maria de Nazaré. É uma obra para ler e se emocionar, guardando no coração a linda mensagem de amor que se desprende de suas páginas: o modelo da família de Jesus, sendo Maria a sublime mulher a quem Deus confiou a guarda de Seu bem amado Filho.

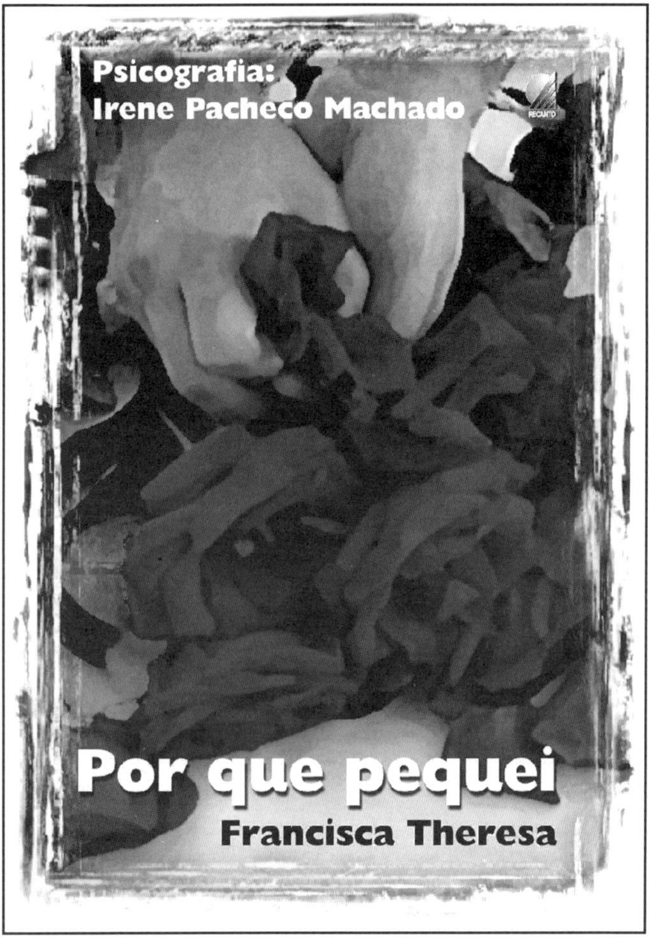

Este livro narra a vida de Madalena, um dos maiores exemplos de força, coragem e determinação de todo o Evangelho. Folheando suas páginas o leitor saberá o que levou Madalena à queda e se emocionará com sua posterior ascensão, quando decidiu tudo abandonar para seguir Jesus.

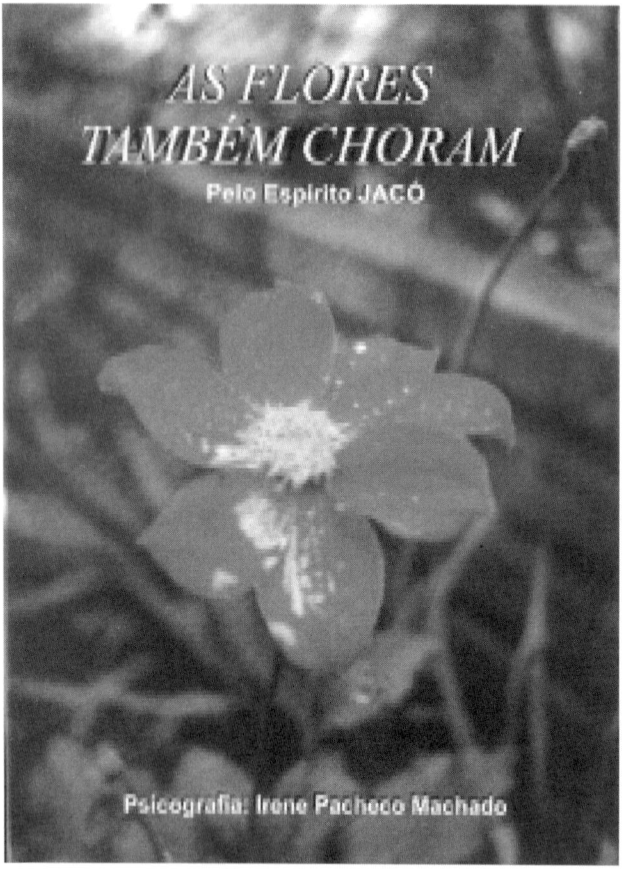

Este é um livro no qual Jacó, seu autor, deixou fluir seus pensamentos, que chegarão até o leitor num grito de socorro, pedindo a cada um que o ler: lute pela não-violência. Através de frases que expressam o amor, a paz e a serenidade, somos levados a procurar viver em harmonia, amando a Deus e ao próximo como a nós mesmos, caminho seguro para chegar até o Criador.

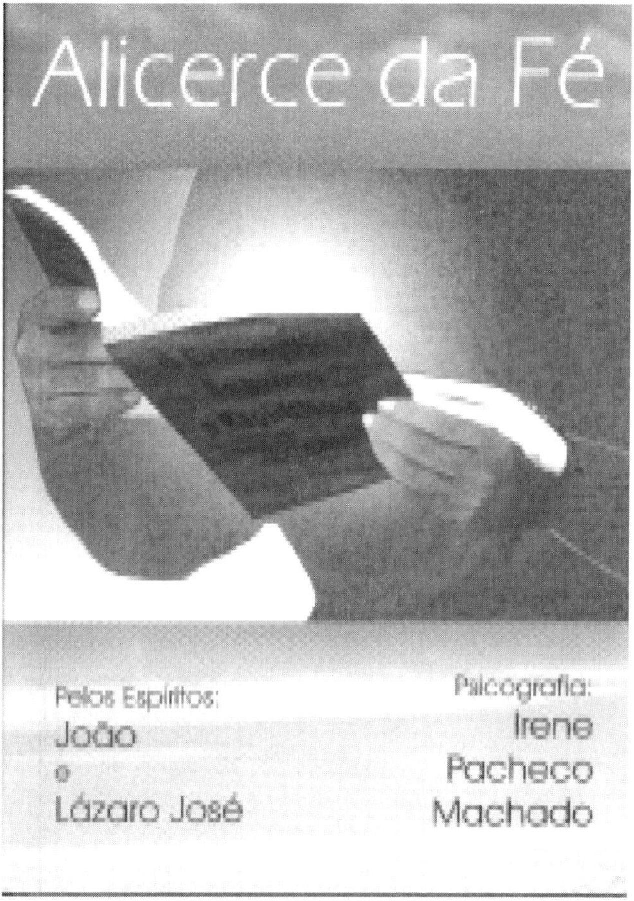

Esta obra relata capítulo por capítulo de *O Evangelho Segundo o Espiritismo*, lições ministradas por dois Espíritos abnegados a um grupo de almas que desconheciam o Cristo amigo. É um livro para todos aqueles que gostam de estudar e compreender *O Evangelho Segundo o Espiritismo*, caminho que nos conduz ao Mestre.